JN237397

トリセツ・ヤマイ
ヤマイ世界を俯瞰する

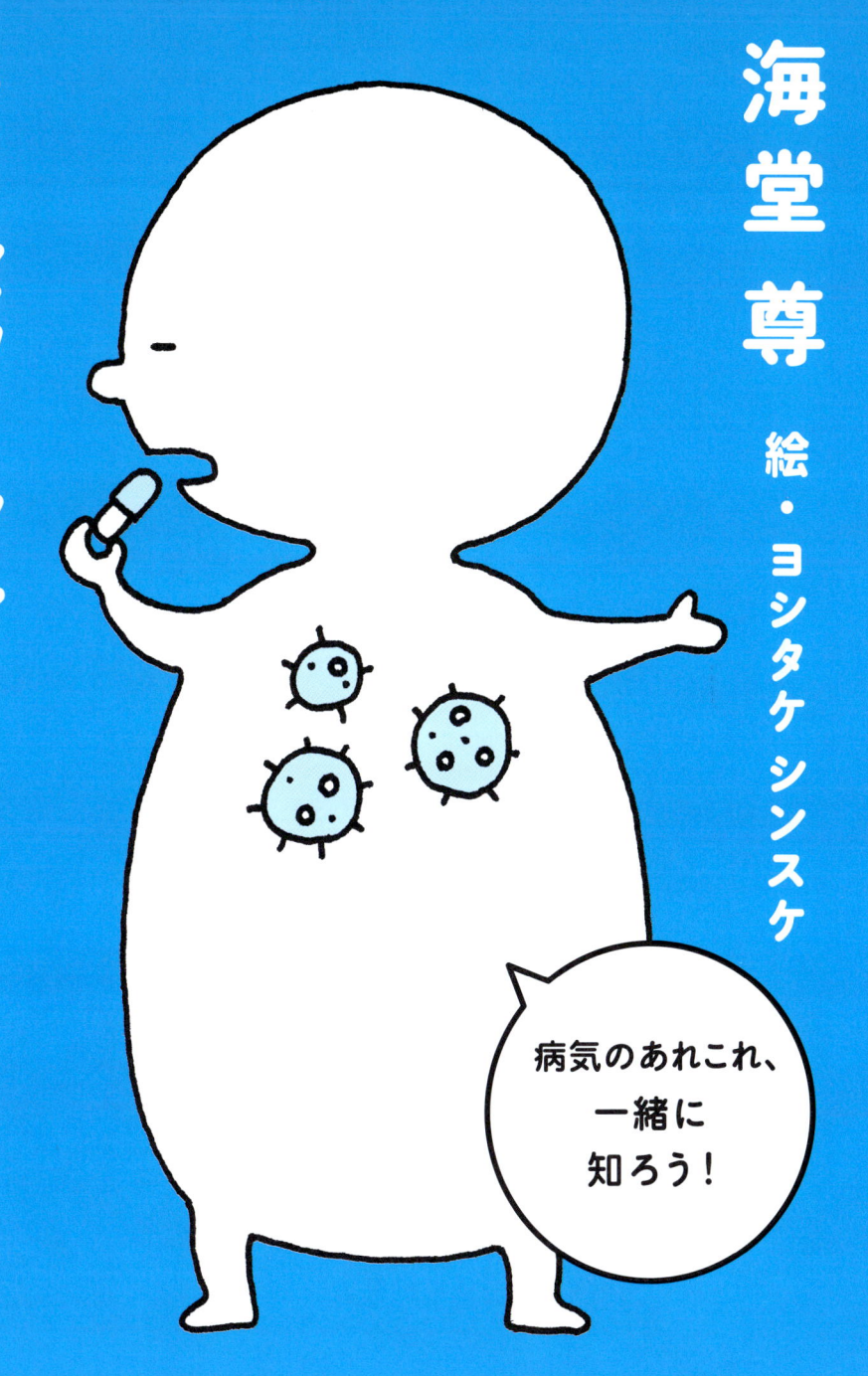

海堂 尊

絵・ヨシタケシンスケ

病気のあれこれ、一緒に知ろう！

宝島社

カバー・本文デザイン、本文DTP　鈴木大輔（ソウルデザイン）

■ ヤマイのひみつを解き明かし、特効薬を手に入れよう

この一冊でヤマイがだいたいざっくりわかる！
細かいところはいいかげん。だけどだいたい正しい。

ヒトのカラダの細胞は250種類あって、総計60兆個存在する。遺伝子は2万2000ある。そして、カラダの組織と仕組みと同じ数、あるいはその数倍、病気の数がある。WHO（世界保健機関）が国際疾病分類（ICD）という病気のカタログを作っているが、そこに載っている病気の数は現在およそ1万だという。

風邪は万病の元、というけれど、その言葉は正しいようだ。人間の直感って、ほんとにすごいと思う。

古代中国の大兵法家、孫子は言った。
「敵を知り、己を知れば百戦危うからず」。
『トリセツ・カラダ』では己のカラダを知った。
だから今度はこの本、『トリセツ・ヤマイ』で敵を知ろう。
これで君も今日から人生の達人だ。

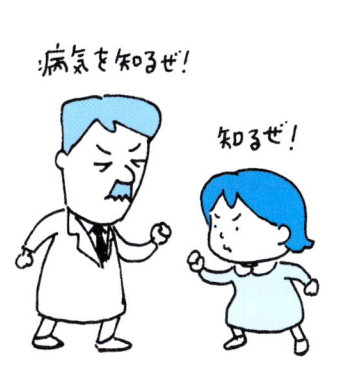

トリセツ・ヤマイ ヤマイ世界を俯瞰する

- ヤマイのひみつを解き明かし、特効薬を手に入れよう 3

- 第0章 「ヤマイの国の地図」を手にしよう 13

  - レッツ・「トリセツ・ヤマイ」 16
  - 『トリセツ・ヤマイ』のトリセツ 17

- 第1章 ヤマイ（病気）ってなんだろう 21

  - ふつうのヒトが病気の名前を挙げると 24
  - ヒトが病気の存在に気づくワケ 26
  - 病気と症候群、そして障害の違いをきちんと理解しないと、ジェンガが崩れてしまう 28
  - これまでの病理学の枠組みについて 30
  - 『トリセツ・ヤマイ』からの新たなる枠組みの提案 33

第2章 病気について、一気に語ろう――ヤマイの枠組みを俯瞰する 35

❶ 建国 遺伝子異常・先天異常 36

- **遺伝子とその研究の歴史**――子どもは親になぜ似るのか？ 38
- **遺伝子は受け継がれていく記憶だ** 39
- **正常発生を理解する**――正常に生まれるということは大変なことなのだ 41

まずはDNAとRNAについて説明しよう 41／減数分裂とは 42

- **妊娠カレンダー**――正常の妊娠はこんなにもドラマチック 43

受精と妊娠初期の受精卵の動線 43／胚葉には、内胚葉、中胚葉、外胚葉の3種がある 43

- **異常妊娠**――そもそも、赤ちゃんが正常に生まれることが奇跡なのであった 47
- **染色体の異常**――減数分裂の失敗が病気の原因 49
- **各臓器における先天異常** 50

循環器系のできかた【心臓・血管】（中胚葉からできる）50／呼吸器系のできかた【気管・肺】（内胚葉からできる）51／消化器系のできかた【食道・胃・小腸・大腸・肝臓・胆囊・膵臓】（内胚葉からできる）51／呼吸器の先天異常 51／循環器の先天異常 51／消化器の先天異常【食道・胃・小腸・大腸・肝臓・膵臓】52／泌尿器系のできかた【腎臓・尿管・膀胱】（中胚葉＝腎臓）53／泌尿器の先天異常 53／女性生殖器系のできかた【卵巣・卵管・子宮】（中胚葉＝腎臓）53／泌尿器系の先天異常【内胚葉＝尿路、中胚葉からでき

る) 54／女性生殖器系の先天異常 54／男性生殖器の先天異常【精巣・精管】54／神経系の先天異常 54／神経系のできかた【大脳・小脳・脊髄・末梢神経】（外胚葉からできる）55／皮膚・骨格の先天異常 55／皮膚系のできかた（外胚葉からできる）55

❷ 収穫　代謝障害・変性疾患 58

■ **代謝障害の基本——産生の過剰と欠損の2パターンがある** 60

■ **食物代謝のヤマイ——食べ物が大きく関係するヤマイ・脂肪、糖分、タンパク質、その他もろもろ** 62

脂質 62／脂質代謝の病気 62／糖質 63／糖尿病——糖質代謝の病気の代表 63／先天性糖質代謝疾患 64／タンパク質 65／アミロイドーシス——タンパク質代謝異常の代表格 66／尿酸 67／痛風 67／ビタミン 68／無機質（ミネラル）70／多量ミネラル（電解質）70／微量ミネラル 71／色素 73／ライソゾーム病 74／イオン 76

■ **酸素と二酸化炭素の代謝異常** 77

肺 77

■ **水（H2O）の代謝異常** 79

腎臓 79／腎不全に対する治療 81

■ **先天性代謝異常のあれこれ** 83

■ **身体の中に石ができるのも代謝異常が原因** 84

■ **消化器系臓器の機能障害による代謝異常** 86

消化管（胃・小腸・大腸）86／肝臓 87

■ **代謝障害は退行性病変の一種** 88

細胞の増殖、分化、再生、そして死 88／創の治り方 88／化生と分化異常 89／萎縮と肥大 89／変性疾患と増生 89

■ 各臓器における変性・増生疾患
女性器【子宮・乳房】90／男性器【前立腺】90／呼吸器【肺】90／消化器【肝臓】90／血管【動脈】90／血液【赤血球】91／神経【中枢神経】91／骨格【筋肉・骨】93

❸ 商売　循環障害・内分泌障害　94

■ 循環器のヤマイ——循環ポンプが壊れたら、物流が破壊される　96
局所循環 96／全身循環 96／心筋梗塞と狭心症 97

■ 血圧——血圧は正常でも上がるけれど……　98
血圧関連の制御機構 98／血圧の異常 99

■ 心臓・血管の循環障害
心臓 100／血管 102

■ 各臓器における循環障害の病気　103
女性器【子宮】103／呼吸器【肺】103／消化管【食道・胃・小腸・大腸】103／消化器【肝臓】104／泌尿器【腎臓】104／循環器【心臓】104／神経【中枢神経】104

■ 3種の血球が果たす、3種の大切な業務
赤血球の異常——酸素の運搬に支障が起こる——先天性と後天性、二つの分類——先天性赤血球形成障害による貧血 106／貧血の、赤血球による形態的分類 107／貧血のもうひとつの分類——先天性と後天性 108／赤血球形成障害による貧血 109／白血球の異常 109／血小板の異常——外的排除に支障が起こる——鼻血はなぜ止まる？ 110／血液凝固に支障が起こる 110

■ 内分泌障害——ホルモンという注文票をやり取りして、カラダ維持を円滑にこなす 112
内分泌系の正常機構 112／ホルモンの仕組み 112／内分泌系のヤマイ 114

❹ 紛争　新生物（腫瘍）・感染症 116

■ 新生物（腫瘍）のヤマイ——周りの都合を考えず、自分勝手に増えてしまうならず者

腫瘍の定義 118／腫瘍という考え方の歴史 118／細胞周期と細胞分裂 119／良性腫瘍と悪性腫瘍……癌と肉腫は、どちらも悪性腫瘍 120／癌の治療法の基本 122／癌で死ぬ理由 123

■ 固形腫瘍の例——ポリープと癌（胃）124

胃ポリープ（良性腫瘍）124／胃癌（悪性腫瘍）125

■ 液体腫瘍の例——白血病とリンパ腫 126

白血病 126／悪性リンパ腫 128／悪性リンパ腫関連疾患 128／骨髄腫瘍 129

■ 各臓器における新生物（腫瘍）の病気 130

女性器【卵巣・卵管・子宮・胎盤・乳房】130／男性器【精巣・精管・前立腺】131／呼吸器【肺】131／消化器【食道・胃・小腸・大腸・肝臓・胆嚢・膵臓】131／泌尿器【腎臓・膀胱】132／循環器【心臓・血管】132／血液 132／内分泌下垂体・甲状腺・副腎・膵臓（ランゲルハンス島）】132／神経【中枢神経】133／骨格【筋肉・骨】134／皮膚 134

■ 感染症——カラダ侵略をめざすエイリアンたち 136

感染症の歴史 136／感染と共生 137

■ 感染生物の分類——多様なエイリアンたちの、華麗なる横顔 138

感染経路の違いで微生物を分類する 138／節足動物媒介性（昆虫源性ウイルス熱・アルボウイルス）139／経口感染 139

■ 感染症の治療——外国人部隊同士を闘わせるような、抗生物質の発見がエポック 140

ワクチン 140／抗生物質 140

■ 感染症の展開――見れば見るほど、ヒトの社会と似ている感染症の広がり方

日和見感染と耐性菌 142／発癌の原因になるウイルスや細菌 142／生物兵器 142／実験施設の格付け 143

■ 感染症の全体像――千人千色のエイリアンたちの横顔 144

▼ウイルス 145

ウイルスの構造 145／ウイルスの増え方 146／ウイルス感染症の具体例・インフルエンザ（RNAウイルス）148／インフルエンザ・ウイルスの構造 148／インフルエンザ・ウイルスの抗原変異 149／抗インフルエンザ薬 149／[参考] 微生物の増殖スタイルは3通り 150／症状や感染経路による分類 151／遅発性ウイルス感染症 152／[参考] 小児に発疹をきたす疾患 152／風邪のような症状を呈するウイルス 152／ウイルス・リスト 153

▼プリオン 156

▼クラジミア 157

▼マイコプラズマ 158

▼リケッチア 159

[参考] バクテリアとウイルスの境界種族 160

▼バクテリア 161

バクテリアの構造 161／バクテリアの種類 161／バクテリア感染症の具体例・マイコバクテリウム（抗酸菌）166

▼スピロヘータ 168

▼真菌（カビ）169

▼原虫 170

マラリアのライフサイクル 171

▼ 寄生虫《蠕虫類》
広節裂頭条虫のライフサイクル 176

■ 各臓器における感染症 177
女性器【子宮】177/呼吸器【肺】177/消化器系【食道・胃・小腸・大腸・肝臓・胆嚢】177/泌尿器【腎臓・膀胱】177/循環器【心臓】178/神経【中枢神経】178/皮膚 178

❺ 防衛 免疫異常・炎症 180

■ 免疫のヤマイ――ひと言でいえば、ピンポイント狙撃の誤射 182
「二度罹らない」は免疫発見の瑞緒 182/液性免疫と細胞性免疫 184/自己免疫疾患・膠原病 186/免疫不全症候群 188/アレルギー 189

■ 炎症のヤマイ――ひと言でいえば、空爆 190
急性炎症と慢性炎症 190

■ 炎症のヤマイあれこれ――ここに提示した炎症は一部だけど、すべての臓器で炎症が起こりうる
潰瘍と穿孔――炎症爆撃で施設が崩れると壊滅ではなく、潰瘍状態になる 194

■ 各臓器における炎症疾患 196
女性器【卵巣・卵管・子宮・乳房】196/男性器【前立腺】196/呼吸器【肺】196/消化管【食道・胃・小腸・大腸】197/消化器【肝臓・胆嚢・膵臓】197/泌尿器【腎臓・膀胱】198/循環器【心臓・血管】198/血球【赤血球・白血球・血小板】199/消化器 199/神経系【中枢神経】199/神経系【末梢神経】199/骨格【筋肉・骨】200/皮膚 200

10

■ ❻ 娯楽　運動障害・感覚障害・精神障害 202

神経関連疾患のいろいろ──神経は感覚を統御し、行動を司るため、全身症状になりやすい
神経系の仕組み 204／てんかんは電気信号の異常放電 204／頭蓋内圧亢進 204／薬物中毒は神経症状が出やすい 205／放射線障害 205

■ 骨格系疾患のいろいろ──骨格系（筋肉、骨）の病気は運動障害につながる
外力での物理的破壊による運動機能障害 206／運動機能障害を起こす内因性の病気 206／ヘルニアのいろいろ 208

■ 皮膚病変のあれこれ──目で見えるから、診断もしやすい。けれども種類が多くて大変
皮疹 210／沈着症 212／母斑症 212

■ 感覚器・口腔の病気──問題がない時は気にならないが、ダメになると影響が大きい
眼の病気 213／視力障害 213／耳の病気 214／嗅覚の病気 214／全身感覚の病気 214／歯の病気 215

■ 精神障害のいろいろ──精神障害は病気ではなく障害である、という考え方
精神障害分類の疾患群 216／精神疾患群への治療法（アプローチ）218／薬物療法 218／神経機能性疾患 220

第3章　病気と医療 221

■ 診断とはなんだろう──違いがわかる、ということが診断の第一歩
診断の差分原則 223

■ カラダを破壊しない検査（非侵襲性検査）224
道具を使わないもの 224／道具を使うもの 225

■ カラダの一部を破壊して行なう検査（侵襲性検査）
1 血液を採取して調べる検査 230／2 病理診断・組織診と細胞診 230／3 DNA検査 232

■ 治療の原則――カラダをよくするために行なわれる傷害行為 234
治療とはなんだろう 234／癌の一般的な治療 234／臓器移植 235／ES細胞の登場 236／クローン技術 236／iPS細胞の登場 237／治療の進歩とその未来 237

■ ヒトが死んだらどうなるか――このセカイの人たちはどういう理由で死んでいるのか 238

■ 死因究明関連法案とAi――知らぬ間に情報隠蔽されそうになった2012年危機 240

■ 病気の歴史――この本で紹介した医学の年表 242

■ 医療小説について 244

■ 本書で取り上げた医療小説リスト 245

おわりに――この本を書いたホントのワケ 246

参考文献 250

ほんとうの最後の最後に 253

第 0 章

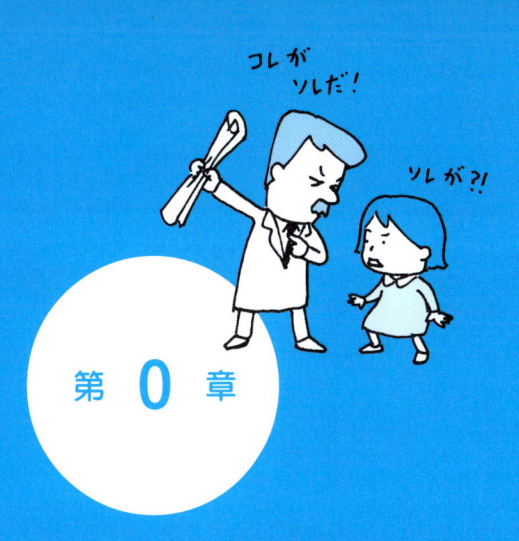

「ヤマイの国の地図」を手にしよう

この本の目標は、自分だけの「ヤマイの国の地図」を作ることだ。ヤマイはカラダを破壊する、憎むべき敵だ。身を守る一歩は、敵を認識することだ。ヤマイはたくさんあり、医師国家試験を合格した僕にも正確な数字はわからない。でもどんな種類があるかはだいたいわかる。だから襲われた時、こういう敵だと見破ることもできる。

子どもの頃『家庭の医学』を斜め読みして、ペストになったらどうしようとか、腹が痛いのはコレラじゃないかと心配したものだ。

医学の勉強を始めて「病理学」を知った。それは病気の国の案内図だった。病理学のおおよそを理解した時、病気の怖さが少し減っていた。これなら、ふつうの人も病理学を理解すれば病気が怖くなくなるんじゃないかと思った。だから『トリセツ・カラダ』という本の最後で、調子に乗ってつい「次はトリセツ・ヤマイで会いましょう」なんて書いてしまったわけだ。

今、僕は後悔している。約束を果たすのは大変だったからだ。でも僕は、この本をいつかは必ず書こうと決めていた。サイン会で、『ヤマイ』はまだですか、と聞かれることが多かったせいもあった。そして、とうとうその時が来た、というわけだ。

医者になりたいなら、この本くらい中学生のうちにマスターしてしまおう。そうすれば医学部に入学後、勉強がラクになること請け合いだ。

医者になりたくない君や病院が大嫌いな君。君たちこそ、この本を読むべきだ。カラダの中で何が起こっているか、理解すれば半分治ったも同然。嫌いな病院に行かずに済む、かもしれない。お腹が痛い時に「大腸炎かな」と思うか、あるいは「おなかが痛いよう」とベソをかくかで病気の治り方も全然変わってくる。

第 0 章　「ヤマイの国の地図」を手にしよう

そう、古いことわざは正しい。

……病は気から。

ヤマイは敵だ、と書いたけれど、残念なことに今の医学では治療法がないヤマイもたくさんある。だからその敵と共存共栄していかなければならない場面も出てくるだろう。これまで言ったことと矛盾するようだが、「汝の敵を愛せ」の精神も必要になるわけだ。敵と一生つきあっていくためにも、敵のことを知ることが必要になる。

そのことを僕は「一病息災」という言葉で表そうと思う。

ヤマイ地図を頭の中にこしらえることは難しい。それはどのくらいの精度を求めるかによって変わってくるからだ。たとえば世界地図をざっくり書けと言われたら、五大陸と大国はある程度正確に書こうとするけれど、小国は名前だけしか書けないかもしれない。でもジンバブエについて詳しく書かないのは、書くに値しないからではない。縮めて書く以上は仕方がないことだ。

それと同じで、この本で一行しか触れていないような珍しい病気も、その病気で苦しんでいる人は大勢いて、本が一冊書けるくらい研究されてもいる、ということを胸に刻んでから読んでほしい。どんな小国でも、住めばそこが全世界になる。珍しい病気に罹ってしまったら、君が全身全霊挙げて闘う敵になる。

君は将来、すべての病気に罹る可能性がある。あるいはすでに罹っているかもしれない。であれば闘争マニュアルを頭に叩き込んでおかないと、長いゲリラ戦を闘い抜けない。

諸君の健闘を祈り、『トリセツ・ヤマイ』の開幕の号砲にしたいと思う。

『トリセツ・ヤマイ』のトリセツ

『トリセツ・ヤマイ』は、最初は1時間くらいでざっくり最後まで一気読みしてほしい。絶対に途中でやめずに、理解できなければ飛ばし読みして次に行くこと。そしてできれば繰り返し読んでほしい。

この本はひとつひとつの病気について詳しく書いていない。たとえばタンパク代謝異常のページの内容をきちんと理解しようと思ったら、最低でも1時間の授業が必要だ。だけどこの本では「タンパク質は、遺伝子が指示したアミノ酸がつながった栄養素のひとつで、主な役割はカラダを作ること。代謝異常では合成や分解が障害され変な物質がたまる。そうした病気の代表例はアミロイドーシス」とざっくり理解したら次に行くこと。ただしその時、他の部分にもちらりと目に通しておくことが大切だ。わからないながらも目に留め、頭の隅に置いておくことで理解がすすんだ時に自ずとわかるようになる。

こうした読み方を僕は、「螺旋階段式読解法」と名付けている。上からみると同じ所をぐるぐる回っているだけに見えるけれども、横から見るとどんどん高みに登っているからだ。

これと反対の読み方を「絨毯爆撃式読解法」と呼ぶ。君が中学生なら「絨毯爆撃式」の読み方をお勧めする。専門外の勉強は「螺旋階段式」、専門分野は「絨毯爆撃式」で読むべきだ。たとえ「絨毯爆撃式」で読むべき医学生や看護学生でも、最初は「螺旋階段式」で、すっ飛ばして読むのが正しい。

こういう読み方をすれば、病気全体の比率を体得できる。それは君にとって大きな力になる。でも、それと真逆のことも言っておかなければならない。この本を作るにあたり、医学的なアドバイスをいただいた千葉大学医学部の横手幸太郎教授の言葉だ。

16

第0章　「ヤマイの国の地図」を手にしよう

「病気については考え方、病因、診断、治療法が日進月歩で変わっていて、珍しい病気ほど諸説が混在しているので厄介です。時代により病気の重みも異なります。今回、ICD11という死因分類にも使われるコードの大幅改訂作業に加わったのですが、インターネットを含め沢山の情報がある中、信頼できる情報の選別の難しさを痛感しました」とのことだった。

この本の病気の記載は、巻末の参考文献を下敷きにして書いたけれど、それでもいろいろ問題があるかもしれない。けれどもそうしたこともひっくるめてのすべてが、今の病気の現状を一面で表している、ということは確かだ。

この本が君たちのヤマイの理解の手助けになることは間違いない。だけど過信はしないでほしい。実は巷にあふれる医学書も、多かれ少なかれそうした側面がある。だからこの本を適切に使い、ヤマイの国の見取り図を自分の中で作り上げてほしい。

■ レッツ・「トリセツ・ヤマイ」

勉強を始める前に、今の君自身が持っているヤマイのリストを書き出してみよう。これはテストみたいなものだけど、採点するのは君自身だし、点数を他人に見せる必要もない。ただしこの本を読み終わった時、もういちど自分でテストをしてみて、初めの「ヤマイ目録」と見比べてほしい。その時に、この本の価値がわかるはずだ。

ではまず、次のページに答えを書き込んでほしい。

17

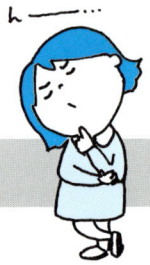

ヤマイ・リストを作ってみよう

勉強前
心に思い浮かぶまま、
病気の名前を書いてみてください。
▼

第0章　「ヤマイの国の地図」を手にしよう

勉強後
今度はどれくらい書けたかな。
▼

もうね。
いっぱい知ってるのよ？

えーっとね。
…ちょっと待ってね。

なんかいきなり
ムッカシイ漢字と
カタカナばっかり
ですけど…

エヘヘ。

まぁ1回読んで
みようじゃないの!

第 1 章

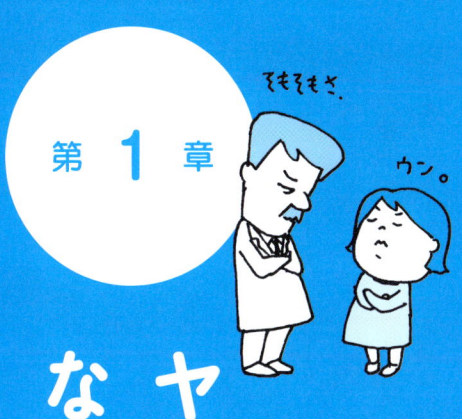

ヤマイ（病気）ってなんだろう

ヤマイってなんだろう。

と、最初の質問をしたところで、ここから先はヤマイを「病気」と呼ぶことにする。

簡単なようにみえて、答えは結構難しい。病気ってなんだろう。

ひとつには正常から外れていることを病気とする考え方がある。標準偏差の2SD部分を病気と描く集団では、標準偏差の2SD部分が5%に相当する。その部分を省いた中心の95%を正常とするという考え方だ。でもこの考え方には問題がある。20歳の日本人男性の平均身長が170センチとしよう。すると身長1メートルの人は異常かもしれない。3メートルなら確実に異常だ。だけど150センチは小さい人と思われるけれど、異常ではない。正常範囲から逸脱しているという定義は、病気の一部だけど本質ではない。一方で学校をさぼってゲームをやると、ビョーキと言われる。はいえないヒトは大勢いるからだ。どうしてかといえば、「正常な人がやる行動ではない」からだ。

では、二日酔いは病気だろうか。二日酔いで頭が痛くなるのはアルデヒドが分解されず体内にたまるせいだ。「アルコール→アルデヒド→酢酸」という化学反応で分解されるけど、分解酵素のアルデヒドデヒドロゲナーゼは2種類あって、両方持っているヒトはいくら飲んでもけろりとしている。1種類しか持たないヒトは飲み過ぎると具合が悪くなる。両方持たないヒトはほんの少しのアルコールをなめただけで具合が悪くなる。

酵素を持たない人は病気ではない。アルコール代謝は生命にとって必要不可欠ではないからだ。でも一方、免疫細胞の生成に重要な遺伝子が欠損していると、免疫系が働かず、生命維持が難しくなる。こうなると立派な病気だ。病気かそうでないかの境界は、生命維持と関わる障害かどう

22

第1章 ヤマイ（病気）ってなんだろう

か、という部分にあるわけだ。

こういう時、言葉の定義について調べてみることは大切だ。

広辞苑では、「病気」は次のように定義されている。

① 生物の全身または一部分に生理状態の異常を来し、正常の機能が営めず、また諸種の苦痛を訴える現象。やまい。疾病（しっぺい）。疾患

② 比喩的に、悪いクセ

学校をサボってゲームをするヤツを病気というのは、2番目の比喩的表現にあたる。ポイントは「異常を来し、正常の機能が営めず、諸種の苦痛を訴える」という部分だ。

なのでこの本では「生きていくのに不都合な状態」を病気と呼ぶことにした。そこに医学的検査で把握できるもの、という事項を追加しておこう。

表現を換えるとこれは、「診断なくして病気なし」「生命に不都合なくして病気なし」ということでもある。ここを出発点に、病気の成り立ちについて話をしていこう。

標準偏差

正常？

95%

-2SD　2SD

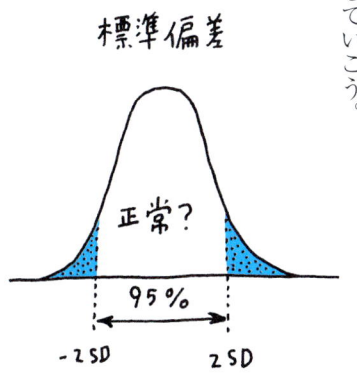

23

■ ふつうのヒトが病気の名前を挙げると

病気といえば、普通の人はどういう病気を思い出すだろう。

2013年2月2日、茨城県神栖市立図書館で講演した時、病気の名前を知っているだけ書き出してもらった。参加者は100名強でアンケート回収は50名、データ使用可能な件数は47。年齢分布は10代1名、20代3名、30代11名、40代7名、50代18名、60代5名、70代2名で、男性17名、女性30名で、一人の人が挙げた病名数は最低1種、最高57種だった。

さてどんな病気が挙げられたのだろう。

第1位は脳梗塞で27名、2位は心筋梗塞で26名、3位は胃潰瘍で24名だった。左記の表に、その時に挙げられた病名をすべて表示してみた。

何の予備知識もなく書いてくれた50名の市民の、病気のイメージはこうしたものだったわけだ。ちなみにめまい、肩こり、腰痛と書いた人もいたが、それは病名ではなく症状の名称だ。

病気のことって
あまり考えないし、
考えたくないよネ。
ネー。

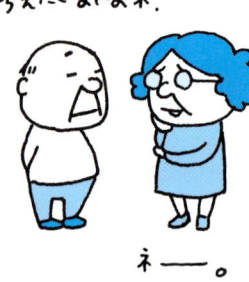

第1章　ヤマイ（病気）ってなんだろう

ふつうのヒトが病気の名前を挙げると

◆**循環器系**　脳梗塞27、心筋梗塞26、高血圧13、脳出血11、くも膜下出血9、脳卒中7、心不全・痔4、脳血栓・狭心症3、脳溢血2、脳挫傷・もやもや病・貧血1

◆**炎症**　腎潰瘍24、肺炎14、十二指腸潰瘍13、胃炎7、膀胱炎・虫垂炎6、気管支炎・肝炎4、逆流性胃腸炎・腸炎・腎炎・中耳炎3、腱鞘炎・腎盂炎・外耳炎・蓄膿症2、胆管炎・膵炎・大腸炎・喉頭炎・胃カタル・腸カタル・食道炎・脳炎・骨膜炎・結膜炎・歯肉炎・扁桃腺炎・口内炎・敗血病・クローン病・関節炎・変形性膝関節炎1

◆**アレルギー性疾患**　気管支喘息6、リウマチ5、川崎病4、蕁麻疹3、膠原病2、橋本病・バセドー病2、花粉症・鼻炎・多発性硬化症・筋萎縮症1

◆**腫瘍**　癌（総称）22、胃癌18、大腸癌13、白血病11、肺癌10、脳腫瘍8、子宮癌7、乳癌・膵臓癌6、肝臓癌・食道癌5、子宮頸癌3、子宮体癌・卵巣癌・直腸癌・喉頭癌・舌癌・膀胱癌・皮膚癌2、胆管癌・大腸ポリープ・石灰状上皮腫・苺状血管腫・中皮腫・悪性リンパ腫・骨肉腫・甲状腺癌・眼腫瘍1

◆**代謝・変性疾患**　糖尿病22、肝硬変9、痛風5、筋ジストロフィー・胆石・高脂血症4、パーキンソン病3、尿道結石・腎結石・尿結石2、高プロラクチン血症・尿管結石・尿路結石・多発性硬化症・とり目・脚気・くる病・壊血病1

◆**呼吸器系**　肺気腫・COPD・気胸2、肺水腫・じん肺1

◆**肝臓系**　肝臓病・肝不全・脂肪肝1

◆**その他**　心臓弁膜症・腸閉塞・腎不全5、大動脈瘤4、ネフローゼ・ヘルニア・心臓病・心筋症・前立腺肥大3、心肥大・腎臓病・子宮内膜症・骨折・骨粗鬆症2、節対管狭窄症・腰椎すべり症・胃捻転・大腿骨折・捻挫・各白蝋病・脱腸・歯周病・齲歯・心臓麻痺・食道静脈瘤・冠動脈瘤・脳動脈瘤・不整脈1

◆**感染症**　風邪9、インフルエンザ8、おたふくかぜ4、麻疹・結核・B型C型肝炎3、手足口病・水疱瘡・ジフテリア・水虫りんご病・日本脳炎・エイズ2、エボラ出血熱・風しん・水痘・帯状疱疹・散粒腫・麦粒腫各6・百日咳・溶連菌・破傷風・口唇ヘルペス・梅毒・カンジダ・急性上気道炎・ヘルパンギーナ・SARS・感冒1

◆**精神疾患**　鬱病4、認知症3、統合失調症・アルコール依存症・自閉症・アルツハイマー病・アスペルガー症候群各2、発達障害・ADHD（注意欠陥・多動性障害）・LD（学習障害）・認知症・てんかん・ダウン症候群・水頭症・頭痛・偏頭痛・起立性低血圧・メニエール病・神経性胃腸炎・円形脱毛症・脱毛症・躁鬱病1

◆**視覚障害**　白内障9、緑内障8、網膜剥離6、近視・老眼1

■ ヒトが病気の存在に気づくワケ

ふつうの人たちが挙げた病名も多かったが、僕ならあっという間に200や300くらいの病名を挙げることができる。えばっているわけではない。医者ならそれくらい誰でもできることだ。医者の記憶力がいい、ということではなく、病気の整理の仕方には有効な区分け法があって、それに従って系統立てて覚えているだけだ。

この本ではそうした考え方を理解してもらえればいいな、と考えている。

病気の名前を覚えることも大切だけど、もっと本質的なことは病気とはなんだろう、ということを把握することだ。

ホメオスタシス（恒常性）という言葉がある。生物が内部の状態を一定に保とうとする働きのことをさし、何も不都合がない状態を正常とし、その状態を維持し続けるようにカラダが自動的に反応するシステム全体を示している。

病気のかなりの部分は、このホメオスタシスが破綻して起こる、と言っても過言ではない。

ホメオスタシスが破綻すると病気になる。恒常性とはコンスタントに一定状態を保つことだ。ここから外れることは、正常状態にある程度の幅があり、そこから逸脱するということだ。たとえばある物質を化学反応で変化させ、カラダに役立つ物質にしたり、エネルギーを取り出したりすることを代謝と呼ぶが、病気になると代謝の産物が二通りの変化をする。

その変化原則は単純だ。

いつもより多くなる、つまり過剰になる。これがひとつ。

第 1 章　ヤマイ（病気）ってなんだろう

いつもより少なくなる、あるいは欠ける。つまり不足する。これがもうひとつ。そして必要な物資がちょうどいい状態よりも過剰か不足することを病気や障害と呼ぶ。これは理解しやすいだろう。

病気の不具合に対する気づき方には、自覚症状と他覚症状がある。お腹が痛い、頭が痛い、腕が痛い、喉が痛いなど、痛みは自覚症状の代表だ。他覚症状は外見やふるまいがおかしいと思われたりすることだ。身体が傾く、歩き方が変、妙なことを喋るなどどちらも正常状態から外れている。

お腹が痛くても病気でないこともある。ストレスで胃が痛くなった、という話もよく聞く。では本当の病気とはどういうものなのか。

本当の病気には確固たる証拠がある。それを調べる方法が「診断」だ。「診断」を元に「治療」を行なうことを Evidence based medicine（EBM）という。EBMでない医療はおまじない医療で前近代的だ。頭ごなしに否定はしないけれど、EBMに逆らった治療は排除すべきだと、医学者として僕は思う。

現代医療の基本はEBMだ。そしてその考え方が確立されたのは、20世紀になってからだ。診断については第3章に書いたので、一気読みの最後にぱらぱら眺めてほしい。

27

■ 病気と症候群、そして障害の違いをきちんと理解しないと、ジェンガが崩れてしまう

病気は単一、もしくは複数の要因で起こる不具合だ。

似た言葉に症候群という言葉がある。

このふたつは違う概念だが、よく混同して使われる。どちらも病気のようなもの、というくりで考えれば問題がないから、きちんと区別することの重要性は特に感じないかもしれない。

だけど物事の理解が高度になると、きちんと細部を理解しているかどうかの違いは大きい。知識を身につけるということは、ジェンガという、積み木を積み上げるゲームと似ている。山が低いうちは問題がないが、高くなると下の方でいい加減に積んだツケがきて崩れてしまう。

だからここで病気と症候群、障害という言葉の違いを、きちんと理解しておこう。

「インフルエンザ」という病名はインフルエンザ・ウイルスに感染して起こる。似たような名称に「かぜ症候群」という病名がある。上気道の急性炎症で、いろいろな原因で気道の炎症が起こる。病名は急性鼻炎とか急性咽頭炎になるが、同時に起こることが多く、ひとかたまりにして名前がつけられている。それが「かぜ症候群」だ。「かぜ症候群」の原因菌はライノウイルスが主でコロナウイルスやエンテロウイルス感染も含んでいる。

このように病気と症候群は混同して使われるが概念は違う。さらに一般の人は、インフルエンザも風邪もかぜ症候群もいっしょくたにしていて、そのことがよけい話を混乱させる。

でも、歴史的に見ても症候群と呼んでいたもので病因が判明したり、病気だと思われていたのが症候群的な枠組みだとわかったりすることもあり、医学の世界でも混乱がみられるのだから、仕方がないことなのかもしれない。

科学的には「インフルエンザとかぜの症状は似ているけれど、病気の分類としてはまったく別

第1章　ヤマイ（病気）ってなんだろう

物」ということだ。

糖尿病は病気の仲間に入れられている用語だが、実は高血糖症候群と呼んだ方が適切かもしれない。糖尿病は持続的に高血糖を呈するというのが病態だが、原因のインスリン不足による要因は複数あり、何より糖尿病は短期間なら、ケトアシドーシスや高血糖高浸透圧症候群など極端な高血糖状態になること以外はほとんど問題がないからだ。

糖尿病で本当に問題になるのは、長年継続する高血糖状態から派生する、血管障害による網膜異常、腎臓異常、動脈硬化などだ。

もうひとつ注意を。病理学の本では精神科の病気は扱われないことが多い。病理学では「組織を採取し、顕微鏡で形を観察し、おかしい部分が観察できる病気」を扱うが、精神科の領域の方法論とはまったく違う。精神科の病気は大脳が病変部なので、部分採取して研究するという病理学の基本的な手法は使いにくい。脳腫瘍は例外で病変部を採取し検査するけど、精神科としては扱われず、脳外科の領域になる。

医学的には①病因、②症状、③経過、④病理の4点が共通するのが病気と考える。ところが精神疾患では①と④が共通する保証はなく、②と③だけで成立する。だから疾患と呼ぶべきだという考え方がある。世界保健機関（WHO）は、障害とは疾患が機能障害を起こし、機能障害は能力障害をもたらし、能力障害は社会的不利な結果になることと定義している。精神障害は診断原則や治療原則が他の病気と違うということは頭の隅に置いておいてほしい。

障害という意味では、外傷も障害に含まれる。外傷は病気ではないが、身体の不具合である。このため『トリセツ・ヤマイ』では障害も含めて記述する。

これまでの病理学の枠組みについて

カラダの作り方と維持する仕組みのすべてに異常が起こり得て、その異常のほとんどが病気になる。ここで、ヒトが生きているというのはどういうことか、述べてみよう。

精子と卵子が合わさり受精卵になると、カラダの設計図・遺伝子が完成する。これが個体発生の瞬間だ。遺伝子を元に受精卵が細胞分裂し胎児になり、新生児が生まれる。カラダが必要とする物質を体内で作り、あるいは壊しながら成長する。カラダは常にどこかが壊れ、壊れた分だけ直し続ける。これをホメオスタシス（恒常性）という。食べ物を食べ、栄養素を消化器から摂取する。生体反応に必要な酸素を肺から取り入れ、栄養素と共に全身の組織に配るのが血流で、機械的なシステムが循環器だ。

こうした仕組みから逸脱すると病気になる。組織は壊れた分だけ修復されるが、壊れた以上に細胞を作ってしまうのが腫瘍だ。カラダを狙う侵入者がいて、そうした病気を感染症という。これを防ぐカラダの防衛線が免疫と炎症だ。

こうした障害に対応しきれず、あるいは細胞自身が老化し、ホメオスタシスが破綻して、生命維持ができなくなり、最後にヒトは必ず死ぬ。

これがヒトの一生で、ヒトはこれまでもこうやって生きてきたし、今も生きているし、これから先も未来永劫ずっと、こうして生きていく。そしてそれぞれの過程すべてに異常が起こり、それが病気と認識されるわけだ。

ヤマイ（病気）にどのような種類があるか、枠組みを並べてみる。これはほんの少しアレンジしてあるけど、基本は長い年月をかけて打ち立てられた病理学の基本だ。

30

第1章　ヤマイ（病気）ってなんだろう

① 先天異常・遺伝子異常——先天異常のほとんどに遺伝子異常がある。ただし遺伝子異常があるからといって、先天異常が発現するとは限らない。

② 代謝障害・内分泌障害——代謝の過剰、もしくは障害。内分泌物質の過剰、もしくは欠如。

③ 循環障害——血行の障害と、それによるダメージ。

④ 感染症——外来生物が体内で増殖し、不具合を成す。

⑤ 新生物（腫瘍）——細胞の自律性増殖のこと。

⑥ 免疫異常・炎症——免疫は特定の外来物への攻撃システム。炎症は、不特定の問題領域を攻撃した状態。

⑦ その他

枠組みとしてはたった六つ。少ないでしょ？
これだけで病気の枠組みが網羅されているのだから、オトク感たっぷりだ。こういう枠組みの病気が種々の臓器で起こりうるからヤマイ目録は次ページの表が基本になる。

▼ヤマイ地図

何番地＼何丁目	炎症	新生物	循環障害	代謝障害	先天異常	………
肺						
心臓						
胃						
肝臓						
大腸						

なるほど、肝炎クンは、炎症町、肝臓番地に住んでいるわけか。

ア、ミ

肝炎

ボクは あそこだ。

■ 『トリセツ・ヤマイ』からの新たなる枠組みの提案

前ページの枠組みは、少しとっつきにくいと思ったので、この本では枠組みを少し変えて、国作りになぞらえてみた。（※下のカッコ内の用語は正常の枠組み）

1 建国　先天異常・遺伝子異常（遺伝、妊娠、発生）
2 収穫　代謝障害・変性疾患（代謝＝栄養代謝・呼吸代謝・水代謝）
3 商売　循環障害・内分泌障害（循環・内分泌）
4 紛争　新生物（＝腫瘍）・感染症
5 防衛　免疫異常・炎症（免疫）
6 娯楽　運動障害・感覚異常・精神障害（運動・感覚・精神）

1、2、3、6は正常の維持に必要で、語尾に異常・障害とつければそのまま病理学の枠組みの正式名称になる。たとえば循環や内分泌は必要不可欠なシステムで、語尾に障害という言葉をつければ、循環障害、内分泌障害となりそのまま病理学総論の章立てになる。

4、5はそれ自体が異常だ。腫瘍や感染症という名称は病理学の章立てになり、腫瘍障害とか感染異常とは言わない。免疫や炎症はカラダが変調をきたすと発動するため、やはり正常のシステムと一線を画するが、正常に働くことが前提なので、免疫異常という用語は成立する。

ではいよいよ次から『トリセツ・ヤマイ』、本編の始まりです。

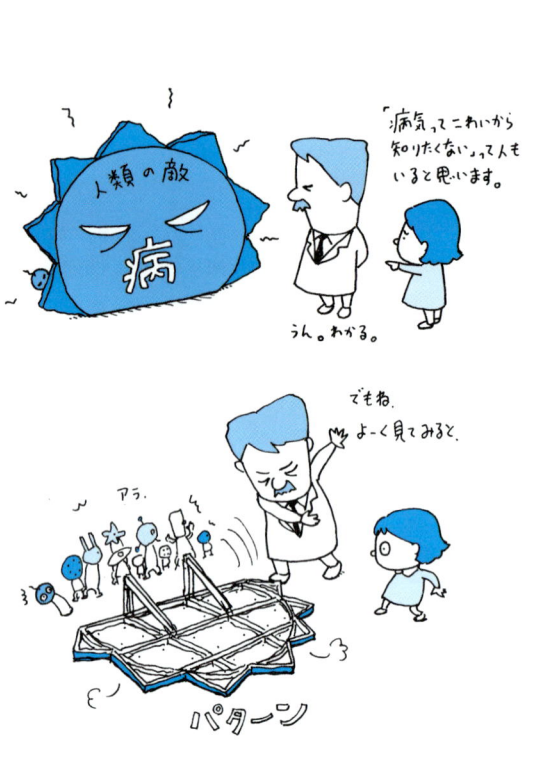

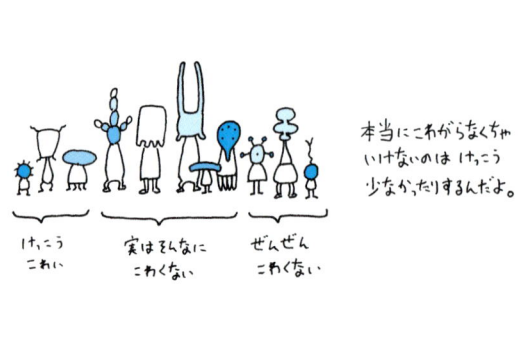

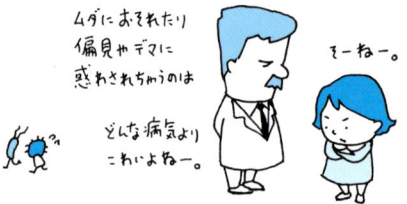

「病気ってこわいから知りたくない」って人もいると思います。

人類の敵 病

うん。わかる。

でもね、よーく見てみると、

アラ。

パターン

本当にこわがらなくちゃいけないのは けっこう 少なかったりするんだよ。

けっこう こわい｜実はそんなに こわくない｜ぜんぜん こわくない

ムダにおそれたり 偏見やデマに 惑わされちゃうのは どんな病気より こわいよねー。

そーねー。

第 2 章

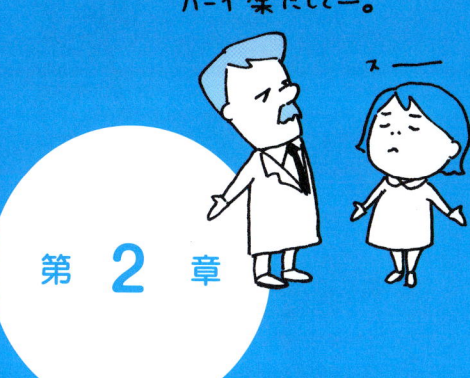

病気について、一気に語ろう
——ヤマイの枠組みを俯瞰する

1 建国

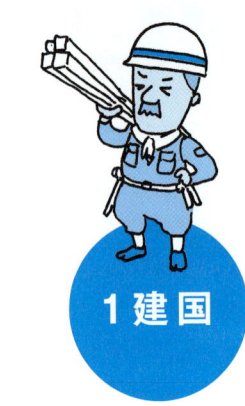

遺伝子異常・先天異常

親子が似るのは、遺伝子情報が親から子に伝わるからだ。母親と父親が各々持つ2組の遺伝子をひと組ずつ受け取り、子ども独自の遺伝子を作る。親と同じような子どもができないと、いろいろと困ったことが起こる。ここで起こるコピーミスが遺伝子異常だ。遺伝子を元にカラダを作るタンパク質が作られる。遺伝子はカラダの部品の設計図で、コピーミスがあれば、きちんとした部品にならない。

お城や長屋を造る時、設計がきちんとしていなければ、雨漏りする長屋になったり、城壁が壊れ城の役割を果たせなくなってしまったりすることと同じだ。ただし遺伝子は2組あり、影武者がいるから、遺伝子異常が一つあっても異常が出現するとは限らない。

受精に続く妊娠は、子宮内で1個の受精卵が多細胞で高度に分化し胎児に成長する過程だ。ここでプログラムミスがあれば受精から出産後は発生異常になる。おおざっぱにいえば受精までの異常を遺伝子異常と呼び、妊娠中、及び出産後は発生異常になる。発生異常は先天異常とほぼ同義で、先天異常の大きな異常を奇形と呼ぶ。

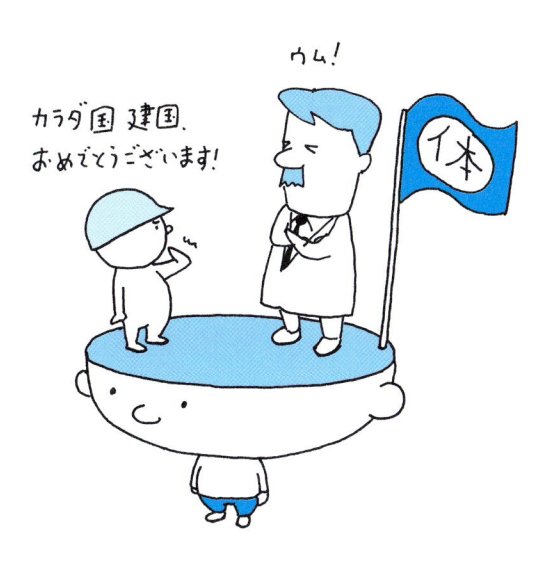

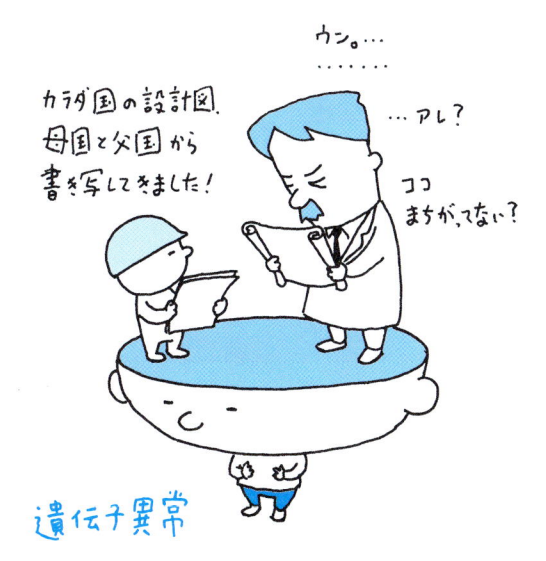

第 2 章　病気について、一気に語ろう

遺伝子とその研究の歴史――子どもは親になぜ似るのか？

親子は似る。顔立ちだけではなく、身体的特徴も似てくる。でも、これってなぜだろう。答え。そうした性質は親から子どもへ、遺伝子を通じて伝えられるから。

でも、そうした理由を科学的に説明できるようになるには、長い年月を必要とした。子どもが親に似るという事実を、液状のものが混じり合うためと説明したのが「融合説・混合説」だ。長い間信じられていたこの説が覆されたのは20世紀になってからだ。融合説に異を唱え、粒子説を提唱したのがメンデルだ。

1865年、メンデルはエンドウ豆の表現型（背の高低、実の皺（しわ）の有無、実の色が黄と緑）の交配実験で表現形質の分離を発見した。背が高い・低い、実に皺がある・ないという性質は互いに影響を及ぼさず、一定の割合で子孫に伝わることを交配実験で確認したのだ。

でもこれが、遺伝子の発見に直接つながったわけではない。そこに至るには20世紀初頭、メンデルの研究を再発見した複数の学者たちの登場を待たなければならない。

1900年、コレンスはメンデルの論文を再発見し、メンデルの法則として優性の法則、分離の法則、独立の法則の3つを命名した。遺伝子という名をつけたのはベイトソンだ。このように科学の世界では、真実はいつか必ず日の目をみる、ということがわかる。

個体が持つ遺伝子の組み合わせを遺伝子型（ジェノタイプ）と呼び、見かけの上に現れる形質を表現型（フェノタイプ）と呼ぶ。メンデルのエンドウ豆実験では、エンドウ豆には色を規定する遺伝子がある。これが遺伝子型だ。黄色い実がなるということは、豆の色が黄色という表現型が現れることだ。メンデルの第一法則、優性の法則は、遺伝子には表現型として現れやすいタイプ（優性）と現れにくいタイプ（劣性）があり、ふたつの遺伝子が同じ個体に共存していたら優

性のタイプが表現型として現れるというものだ。

ついでにメンデルの法則の残りのふたつ、分離の法則と独立の法則も説明しておこう。

分離の法則は、子孫に遺伝子を伝える時、それぞれの遺伝子は必ずひとつずつ伝えられる、ということだ。医学的表現では「一組の対立遺伝子は配偶子に2個の遺伝子が1個ずつ分離して入る」となる。独立の法則は、遺伝子はひとかたまりのもので、遺伝して次の世代に伝わる時にその塊はそのまま存在し、他の遺伝子の存在に影響されないということだ。医学的な表現では「ふたつの遺伝子は配偶子に分離される時に互いにまったく影響を及ぼさない」となる。

サットンが遺伝子が染色体上にあると提唱したのは20世紀幕開けの1903年で、遺伝子の本体がDNAだとアベリーらが示したのは1944年、ワトソンとクリックがDNA二重螺旋構造を提唱し学会で公認されたのが1953年、そして遺伝暗号の解読が終了したのは1966年。だから遺伝子の概念は20世紀前半から、半世紀と少々の間に急速に進歩した領域のわけだ。

つまり、病気の研究の歴史全体からみると、ごく最近のエピソードなのだ。

■ 遺伝子は受け継がれていく記憶だ

どんな生物も、必ず遺伝子を持っている。これが20世紀の医学が発見した、もっとも輝かしい真理のひとつだ。遺伝子がなければ生命は生まれない、とも言える。遺伝子はタンパク質を合成する設計図で、そのタンパク質は酵素であることが多い。

あるタンパク質の設計図は特定の遺伝子座にある。遺伝子座とは染色体や遺伝子における位置のことだ。タンパク質の設計図の部分以外に、転写を調節する領域もある。

遺伝子は同じものが2組ある。パパとママの染色体から1組ずつ受け継がれる。これは医学的

メンデル・エンドウ豆の研究

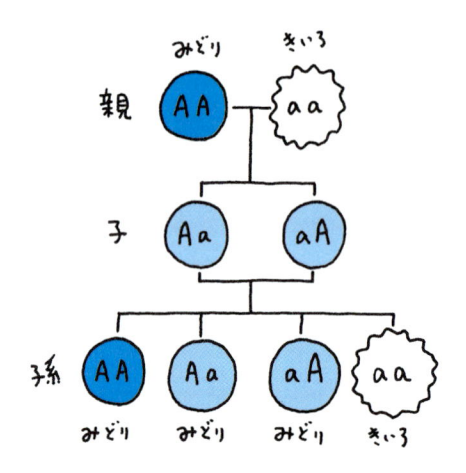

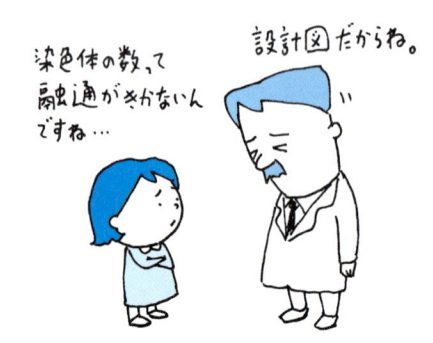

親　AA（みどり）　aa（きいろ）

子　Aa　aA

子系　AA（みどり）　Aa（みどり）　aA（みどり）　aa（きいろ）

染色体の数って融通がきかないんですね…

設計図だからね。

には「ヒトの遺伝子は二倍体である」という。対立遺伝子とは2組の遺伝子で同じ領域のものを示す。たとえば君は、Aという酵素を作る遺伝子をパパ由来のものとママ由来の2組持っていて、それは遺伝子地図で同じ番地に位置している。そのふたつを対立遺伝子と呼ぶ。医学的には「二倍体における対立遺伝子の遺伝子座は同一である」と表現される。

■ 正常発生を理解する——正常に生まれるということは大変なことなのだ

ヒトのカラダの細胞は250種類あり、総数は60兆個である。1回の分裂で一つの細胞が2個になる。2回の細胞分裂では2×2で4個、3回で2×2×2で8個だから50回の細胞分裂で100兆個を越える。この過程を「発生」という。先天異常は発生異常だ。発生異常には遺伝子異常も含まれる。遺伝子異常や発生異常は、発生のあらゆる過程で起こる。遺伝子異常の病気の数はそれほど多くない。程度の軽いものは生まれてくるけど、重いものは生命の維持ができず、流産や死産になってしまうからだ。

まずはDNAとRNAについて説明しよう

DNA（デオキシリボ核酸）、RNA（リボ核酸）は核酸と呼ばれる物質で、重要な遺伝物質だ。ヒトの遺伝子はDNAがつながった巨大分子で、DNAは核内にあり遺伝情報の総元締めになっている。そしてRNAは核内から細胞質へ移動してタンパク質の製造を担当し、DNAの遺伝情報をリボゾームに持ち込み伝達する。

核酸は糖、リン酸、塩基の組み合わせからできている。DNAは糖がデオキシリボース、塩基部分はA（アデニン）、G（グアニン）、C（シトシン）、T（チミン）の4種類で、デオキシリボースと塩基が縮合し延々と続く長鎖構造が二重螺旋構造をとる。塩基はAとT、CとGがペアになり、片方のDNA鎖が決まると他方も決まる。これを医学的表現で「二本鎖の塩基配列は互いに相補的である」という。

RNAは糖がリボースで塩基はTの代わりにU（ウラシル）になる。塩基が三つでひとつのアミノ酸を指定し、タンパク質を作る設計図になる。

遺伝子の集合体が染色体だ。染色体は長い順に番号がつき、23組46本ある。23番目の一番短いものが性染色体だ。性染色体は男性はXY、女性はXXと呼ぶ。

染色体診断は末梢血リンパ球を、出生前診断は羊水細胞を用いる。通常の細胞は細胞増殖の状態にないため、染色体は分離していない。そこで細胞増殖状態にするためフィトヘマグルチニンという薬剤で細胞を刺激し分裂させた後、コルヒチンを加え細胞分裂を中期で停止させる。この時遺伝子は複製されている。その染色体群を写真撮影し、切り取って大きい順に台紙に貼り付ける。ギムザ染色するとバンドが染色され、遺伝子の解析に役立つ。119ページ参照。

減数分裂とは

精子と卵子の遺伝子が一緒になることを受精と呼ぶ。受精した卵子を受精卵という。受精卵はすべての細胞の元になる、万能細胞だ。

受精する時、パパの精子の染色体とママの卵子の染色体が一緒になる。これが君の遺伝子だ。でも、パパが23組46本、ママも同じ数の染色体を持っているから、ふたりの遺伝子を会わせると23組92本の染色体になってしまう。こうなると異常だし、実際そういう病気もある。

そうならないため精子と卵子を作る分裂の過程で、23組46本の染色体を半分にして23組23本の染色体にすることを減数分裂という。パパの精子とママの卵子から半分ずつ染色体を持ち寄り、23種類46本の赤ちゃんの遺伝子を作るわけだ。

ここから先は、妊娠というフェーズに入る。

■ 妊娠カレンダー——正常の妊娠はこんなにもドラマチック

受精と妊娠初期の受精卵の動線

卵巣から排出された卵子は、卵管を通り子宮に到着する。ここで精子と遭遇し受精する。受精卵が子宮内膜にくっつくことを着床という。この時、子宮内膜は厚くてふかふかしている。着床しないと、ふかふかの内膜は維持できなくなり、外部に流れ出す。これが生理だ。

着床すると胎盤ができる。胎盤は胎児の臍（へそ）の緒から出発し、子宮内膜に食い込む。母体側にも組織が作られる。だから胎盤は母体と胎児の両方に属する。

母体と胎盤の血流が近寄り栄養や酸素を受け渡す。けれどママと胎児の血液は混じらない。胎児はママの胎内にいるけれど、個体としては独立しているわけだ。

胚葉には、内胚葉、中胚葉、外胚葉の3種がある

胚葉（はいよう）とは多細胞生物の発生初期に、多数の細胞が規則的に揃って配列される組織で、内胚葉、中胚葉、外胚葉の三胚葉がある。この胚葉からすべての臓器ができる。つまりすべての臓器の出身となる胚葉は決まっている。内胚葉は消化管、肝臓、膵臓、肺、甲状腺、気管、気管支、尿路の大部分を形成する。中胚葉は中皮、筋肉、骨格、真皮、結合組織、血液、心臓、血管、リンパ管、脾臓（ひぞう）、腎臓、性腺（精巣、子宮など）を作る。外胚葉は皮膚、表皮、皮膚腺、感覚器を作る。また中枢神経系のニューロンやメラノサイト、末梢神経も外胚葉からできる。

ヒトは受精してから10ヶ月で生まれる。この過程を次ページにひと月ごとに表してみよう。

1ヶ月 体長5ミリ、体重0.1グラム　まだC字状の外観をしている。

エストロゲンとプロゲステロンを産生し、妊娠を維持する妊娠黄体の形成。

心臓管の形成、原始血管の形成、心拍動が開始する。

前腸、中腸、後腸の形成、食道、胃、肝芽、膵芽が形成される。

気管、肺芽、中腎を形成する。

水晶体板、耳胞の形成、皮板、筋板、椎板の形成がみられる。

神経板、神経ヒダ（3週）、神経管の形成、前、中、後脳胞の形成（4週）。

2ヶ月 体長20ミリ、体重1グラム　二頭身、顔がはっきりしてくる。

心臓の中隔（5週）、心臓の外形完成。

大動脈と肺動脈を分離するラセン中隔形成（6週）、心室中隔の完成をみる。

胃の回旋開始、中腸ループ形成（5週）、歯堤、口蓋突起形成。

卵黄管閉鎖、盲腸と虫垂が完成する（6週）。

肺葉の形成と気管支の分岐が進行する。

生殖結節と生殖隆起が発達し、中腎が発達、尿管芽が分岐を開始する。

中枢神経が急速な成長をする。眼瞼、外耳が形成される。

3ヶ月 体長50ミリ、体重10グラム

体長の急速な増大をみる。産毛、爪が出現し、性別判定が可能になる。肺の外見が完成し、脳と脊髄が発達する。肝臓と脾臓で造血が始まる。鼻中隔ができ、口蓋が完成する。胎児が羊水嚥下を始める。

3ヶ月

2ヶ月

1ヶ月

※イラストは実寸

第 2 章　病気について、一気に語ろう

4ヶ月　**体長100ミリ、体重100グラム**　ヒトらしい顔貌になる。身体の成長が速い。黄体が最大の大きさになり、以後縮小する。黄体の代わりに胎盤が完成し、黄体ホルモンを産生し始める。骨髄で造血が開始される。中腎が退行、後腎が分葉。小脳が成長する。眼、耳、鼻の位置が決定される。

5ヶ月　**体長160ミリ、体重300グラム**　頭髪出現、胎動を感じる。胎児心音が聞こえる。胎便が直腸に到着する。

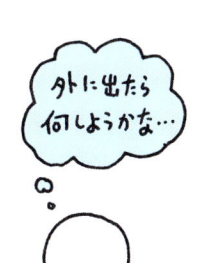

6ヶ月　**体長200ミリ、体重640グラム**　小児様顔貌になる。眉毛と睫毛が生えそう。肺胞が出現する。眼瞼が乖離する（目が開く）。

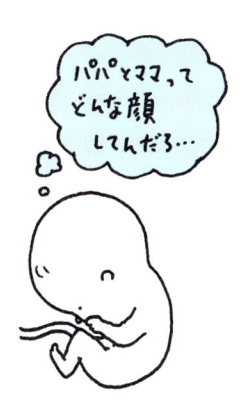

7ヶ月　**体長240ミリ、体重1000グラム**　皮下脂肪が出現し、頭髪が伸びる。精巣は鼠径管内に存在している。

8ヶ月　体長280ミリ、体重1600グラム
爪が伸びる。

9ヶ月　体長320ミリ、体重2400グラム
精巣が陰嚢内に到着する。
大脳皮質が急速に成長する。

10ヶ月　体長350ミリ、体重3600グラム
肺胞と細気管支は発達中である。
脊髄は第三腰椎の高さにまで至る。
副鼻腔は未発達である。

このあたりを文学的に読みたければ、僕の小説『ジーン・ワルツ』を推薦しておこう。

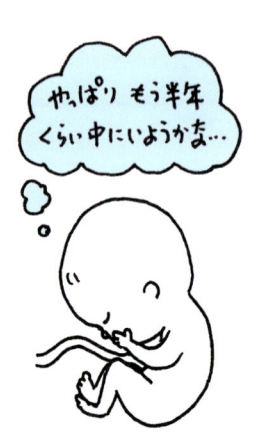

やっぱり もう半年 くらい中にいようかな…

第 2 章　病気について、一気に語ろう

■ 異常妊娠──そもそも、赤ちゃんが正常に生まれることが奇跡なのであった

正常妊娠の過程のすべてに異常が起こりうる。まず不妊がある。これは妊娠ができないことだ。

ただし不妊は異常妊娠ではないし、また病気という枠組みからも外れる。妊娠をしなくてもその個体の生命の維持には関係ないからだ。

不妊が病気のように扱われる場合、妊娠したい意思があるので病気というより障害だろう。不妊とは妊娠障害のわけだ。不妊の理由はたくさんある。妊娠は男性と女性が協力して起こるので男性側と女性側、そしてふたりの相性が存在する。

男性側は精子の異常がある。無精子症は字の如く、精子がない異常だ。この他、精子には運動性があるが、それが失われた精子生成異常もある。

女性側は卵子の異常がある。子どもを育てるのは女性の身体だから、そこに異常があれば妊娠しない。卵巣は卵子を月に一度排出するけど、そのためにホルモンの体内変動が起こる。この変動が狂えば排卵が正常に行なわれず不妊になる。排卵されても卵子が子宮に至る道筋の卵管が閉鎖していたら、子宮に卵子が到着しないので不妊になる。

受精後も受精卵の染色体異常が起これば正常の発生が起こらず、やはり不妊になる。妊娠継続のホルモン維持ができない場合も同様だ。

不妊の原因が多岐にわたることは、妊娠というシステムがそれだけ複雑なものだということの裏返しだ。

次に妊娠したけれど異常な状態になるという、異常妊娠には次のようなものがある。

子宮外妊娠は正常の部位で妊娠しないことだ。着床場所が子宮内部以外、たとえば卵管に着床してそこで胎児が育つと、いずれは臓器が破裂してしまう。

47

多胎妊娠も異常妊娠の一種だが、子どもが正常に生まれれば異常妊娠と一線を画する。双生児は100組に1組、三つ子は1万組に1組、四つ子は100万組に1組、発生する。双生児のうち一卵性は25％、二卵性は75％だ。

胞状奇胎は胎盤の栄養膜細胞が異常増殖して胎児が形成されず、ぶどうの房のような細胞になる病気だ。昔の人は「ぶどうっ子」と呼んだ。ただし細胞の塊で、胎児ではない。栄養膜細胞が産生する絨毛性性腺刺激ホルモン（HCG）が尿中で異常高値になる。

不妊の治療は原因をつきとめ排除するのが基本だ。当たり前のことだけど。その手法は近年の医学技術の進歩により可能になったものが多い。

人工授精は精子と卵子を取り出し、受精させた卵子を子宮に戻すものだ。

代理母は人工授精させた受精卵を、卵子提供者以外の女性の子宮に戻す方法で、日本での導入に関してはさまざまな議論がある。

子宮外妊娠、胞状奇胎の治療は、子宮を外科的に摘出するよりほかはない。

このあたりの事情は僕の小説『ジーン・ワルツ』とペアになる『マドンナ・ヴェルデ』を読んでほしい。菅野美穂さんが主役の映画や、松坂慶子さん、国仲涼子さんの母子でテレビドラマ化されたから見たことがある人も多いかもしれない。

第2章 病気について、一気に語ろう

■ 染色体の異常――減数分裂の失敗が病気の原因

精子と卵子には23種類の染色体が1本ずつ2組あるが、それを受精のためにひと組ずつに分けるのが減数分裂だ。減数分裂に失敗すると染色体が2本のものと0本のものになる。

精子か卵子に遺伝子が2本ある場合、受精後は相手の遺伝子が加わり計3本の遺伝子になる。この異常がトリソミーだ。

精子か卵子が0本の遺伝子を持つ異常では、受精卵にあるのは相手方の遺伝子1本だけになる。この異常をモノソミーという。

番号が小さい染色体は長く、トリソミーやモノソミーになると致死的になる。

【常染色体異常】

・ダウン症候群　21トリソミー。母親の初出産年齢が35歳を超えると発生率が増加する。20歳～25歳は1500人に1人だが、35歳～40歳で200人に1人、45歳以上だと20人に1人に増える。精神遅滞、小頭、低身長、特徴的顔貌がみられ、若年で死亡することが多い。

・エドワード症候群　18トリソミー。つまんだような特徴的顔貌。精神遅滞。

・猫鳴き症候群　第5番p（短腕）欠損。赤ちゃんはネコの鳴き声のような声で泣く。

【性染色体異常】

・クラインフェルター症候群　XXYという性染色体トリソミーで男性。長身、女性化乳房、男性不妊。

・ターナー症候群　XOという性染色体のモノソミーで女性。エストロゲン欠乏、卵巣欠如、発育不全。知能、身体成長の遅れ。

各臓器における先天異常

先天異常は、遺伝子異常に伴い、形態に異常が出現するもので、大きなものを奇形と呼ぶ。ここではまず各臓器系列の正常発生のあらすじを記載し、次に先天異常について述べる。

循環器系のできかた【心臓・血管】（中胚葉（のうへき）からできる）

3週から原始的な血管路が発生する。卵黄嚢壁・尿膜壁・結合茎の中胚葉組織内の細胞が増殖し、血島（けっとう）という細胞塊になる。血球成分になる中心部から毛細血管網が作られ、卵黄嚢動脈、静脈ができる。胚盤の頭側から左右にできた心内膜管が一本になり心内膜原基になる。背側が心筋と心外膜層に分化する。3週目で原始心臓が拍動を開始し拡張し、心球、心房、静脈洞という四つの部屋になり、複雑なS状ループを描く。この間に房室管という心房と心室の間の管が形成される。房室管の内腔が左右に扁平に広がり、腹側壁と背側壁に細胞増殖による隆起ができ心内膜クッションになる。このふたつの高まりが癒合し中間中隔ができ、房室口が左右にわかれる。同時に一時中隔が原始心房の天井から生じ、一次孔という空間だけ残して胎生期の心房は血液の交通が残される。ここを卵円孔と呼ぶ。

4週に筋性中隔が隆起するのと同時に心室外壁に溝ができ、心内膜クッションとの間に室間孔ができる。心球のうち動脈端寄りの部分を動脈幹と呼ぶ。動脈幹の心室に取り込まれた心室寄り部分を動脈円錐、あるいは漏斗部と呼ぶ。筋性中隔の上の縁に半月状の凹み（くぼ）みができ、将来の大動脈と肺動脈を仕切るラセン中隔になる。心球の内壁の隆起を心球堤といい、8週に閉じる前に一次中隔の中央部が変成し、二次孔を作る。これで

◆循環器の先天異常

1　心臓

- **心房中隔欠損（ASD）**　左右の心房間の中隔が欠けたもの（形成不全）。
- **心室中隔欠損（VSD）**　左右の心室間の中隔が欠けたもの（形成不全）。
- **ファロー四徴症・大血管転位**　発生初期に見られる円錐動脈幹の異常である。
- **動脈管開存（PDA）**　胎生期の正常組織の動脈管が閉鎖しなかったもの。

2　血管

心奇形に伴うものがほとんど。

3　血液

- **原発性免疫不全症候群**　免疫関係遺伝子が障害され、免疫不全になる。188ページ参照。

呼吸器系のできかた【気管・肺】（内胚葉からできる）

4週で喉頭気管溝ができる。ここが喉頭、気管、気管支、肺胞になる。1ヶ月で肺芽ができ、2ヶ月で肺葉形成と気管支分岐が進行する7ヶ月で肺胞周辺の毛細血管が発達する。生まれるまで肺呼吸をしないため、胎児では肺は機能していない。

◆呼吸器の先天異常

- **気管憩室、気管食道瘻**　気管と食道に瘻孔がある。
- **ブラ・ブレブ（肺嚢胞）**　肺胞が破壊された構造で、破綻し自然気胸になる。
- **肺気腫**　肺胞壁が破壊されるⅡ型肺胞上皮細胞から分泌される病気である。
- **胎児性無気肺**　Ⅱ型肺胞上皮細胞から分泌される表面活性物質が欠如すると、出生と共に肺に空気が入らなくなる。呼吸中枢が破壊されても起こる。

消化器系のできかた【食道・胃・小腸・大腸・肝臓・胆嚢・膵臓】（内胚葉からできる）

卵黄嚢から前腸、中腸、後腸ができる。口窩と前腸が口腔になる。3週で境の頬咽頭膜が崩壊する。首部分に間葉組織の咽頭弓ができ、咽頭裂、前腸が深く凹み咽頭嚢になり、咽頭組織の舌や唾液腺、歯ができる。前腸が食道、胃から十二指腸の前半を、中腸が十二指腸の後半から小腸、大腸の横行結腸までを、そして後腸が残りの大腸で肛門までを作る。後腸の終端は袋状で、外側から凹んだ原始肛門と薄い排泄腔膜で隔てられる。間が尿直腸中膜で二分し、後腸である排泄腔を前後に二分し、前方の排泄腔は原始膀胱と尿生殖洞に、後方は肛門直腸管になる。最後に排泄腔膜が破れ、肛門が開く。前腸終端から肝臓の元になる肝芽ができ、肝臓、胆嚢、胆管になる。膵芽も同じ部位からでき、腹側と背側のふたつがあわさり膵臓になる。卵黄嚢は卵黄嚢と中腸をつなぐ管で、5週で細くなる。

◆ 消化器の先天異常【食道・胃・小腸・大腸・肝臓・膵臓】

1 食道
・アカラシア（無弛緩症） 食道の蠕動運動を司るアウエルバッハ神経叢の機能異常。
・憩室 管から側方に飛び出した空間で発生異常である。

2 胃
・先天性肥厚性幽門狭窄（ひこう）（きょうさく） 生後2〜3週に発見され男子に多い。幽門の筋肉が攣縮し肥厚する。胃内容物の十二指腸への通過障害。治療はラムステッド手術。

3 小腸・大腸
・メッケル憩室 卵黄管の遺残でほとんどは無症状である。
・先天性巨大結腸症（ヒルシュスプルング病） S状結腸から口側の腸管拡張、筋層肥厚。拡

52

第2章 病気について、一気に語ろう

張部ではなく、拡張部の終わりの一見正常部分のマイスナー神経叢、アウエルバッハ神経叢、神経節細胞が欠損し、蠕動が起こらないのが原因。

4 肝臓
・**先天性胆道閉鎖症** 巨細胞性肝炎と呼ばれる新生児肝炎を引き起こす。

5 膵臓
・**輪状膵** 膵臓の発生原基である膵臓芽の回転異常により起こる。
・**異所性膵** 消化管その他の場所に膵臓組織ができることである。

泌尿器系のできかた【腎臓・尿管・膀胱】（内胚葉＝尿路、中胚葉＝腎臓）

腎臓は前腎、中腎、後腎の順に発生する。前腎は頸部中胚葉細胞が作り4週で消失する。中腎は胸部と腰部の中間中胚葉細胞が作り、中腎管（ウォルフ管）になり、3ヶ月で大部分が消滅し、一部生殖器の形成に関わる。後腎が腎臓になる。中腎管から尿管芽ができ、下腰部から仙骨部の中間中胚葉細胞が造後腎帽子となり後腎を作る。尿管芽の基部が尿管になり、先端が腎盂(じんう)になる。

◆ 泌尿器の先天異常
1 腎臓
・**馬蹄腎**(ばてい) 胎生期の腎胚種の癒合で起こる。
・**多発性腎嚢胞症** 常染色体優性遺伝でネフロン分化異常。脳動脈瘤が合併。

2 膀胱
・**尿管膜瘻** 胎生期の尿膜管遺残のため、膀胱と瘻を作る。

女性生殖器系のできかた【卵巣・卵管・子宮】（中胚葉からできる）

卵巣は、原始生殖細胞が卵黄嚢壁に出現し生殖索を作る。やがて原始生殖細胞が卵祖細胞に分化し、3ヶ月目には一次卵母細胞が卵巣皮質になる部分に出現する。子宮は6週に中腎の外側に体腔上皮が溝を作り、間葉に入り込み中腎傍管（ミュラー管）ができる。ここから4ヶ月で卵管ができる。子宮は左右のミュラー管が融合する。

◆ 女性生殖器の先天異常

- **卵巣形成不全** 両側に起こることは稀。
- **重複子宮、双角子宮** ミュラー管の融合不全が原因。

男性生殖器系のできかた【精巣】（中胚葉からできる）

7週で生殖巣堤がテストステロンを分泌、白膜を作り、原始生殖細胞が精母細胞に分化、上皮細胞索からセルトリ細胞が分化する。

◆ 男性生殖器の先天異常【精巣・精管】

- **鼡径ヘルニア** 胎生期に腹腔内にある精巣が陰嚢に降りてくる過程の障害である。治療は手術である。

神経系のできかた【大脳・小脳・脊髄・末梢神経】（外胚葉からできる）

胎生3週に胚盤背面の外胚葉が肥厚し、神経板になる。真ん中が凹み神経溝になり、左右の隆起が神経ヒダとなる。左右の神経ヒダが癒合し神経管になる。神経板の外側の外胚葉細胞は神経

54

第2章 病気について、一気に語ろう

堤という板状の細胞集団を作る。この細胞が腹側に移動し、脊髄神経の後根神経節、脳神経の知覚神経節、自律神経節、シュワン細胞、副腎髄質細胞、メラノサイトを作る。神経管の頭端側に前脳胞、中脳胞、後脳胞ができる。胎生5週目に前脳胞が原始大脳半球になる終脳と間脳を作り、後脳胞では橋と小脳になる後脳と、延髄になる髄脳ができる。中脳は脳室になる。

◆ 神経の先天異常
中枢神経
・**無脳症** 脳が発生しないため、生存不能である。

皮膚系のできかた（外胚葉からできる）
表皮は外胚葉由来、真皮は中胚葉由来である。体表を覆う外胚葉は初め単層だが、やがて二層になる。外側は周皮、内側は原始表皮と呼ばれ、周皮は6ヶ月頃にはげ落ちる。

◆ 皮膚・骨格の先天異常
1 骨格系（筋肉・骨）
・**軟骨形成不全症** 長骨端で軟骨内骨化が滞るが、骨膜骨化は正常のため、短く太い骨になる。
・**モルキオ病** 常染色体劣性遺伝で、骨端軟骨の形成不全にて小人症になる。
・**ハンター・ハーラー病** 常染色体劣性遺伝で、骨格の形成不全による小人症、顔面骨形成不全による、ガーゴイル様顔貌（ガーゴイズム）を認める。

- **大理石骨病** 骨端線の造骨機能不全で、類骨組織はできるが破骨細胞が少なく、骨の改変ができず脆い骨になる。重症の乳児型は常染色体劣性遺伝、成人型は軽症で常染色体優性遺伝とされる。
- **マルファン症候群** 結合繊の先天性代謝異常で、四肢や指の骨が長い（クモ状指）が特徴である。解離性大動脈瘤を併発しやすい。

2 皮膚

- **尋常性魚鱗癬**（ぎょりんせん） 優性遺伝。
- **エーラス・ダンロス病** 結合繊の病気で、膠原線維の形成異常である。
- **母斑** 皮膚の先天性奇形で、ホクロや血管腫を含む。

こうして見ると消化管、腎臓、脳という重要な臓器が、発生段階で、前、中、後という接頭語をつける臓器を経て完成するという共通点をもっているのが興味深い。

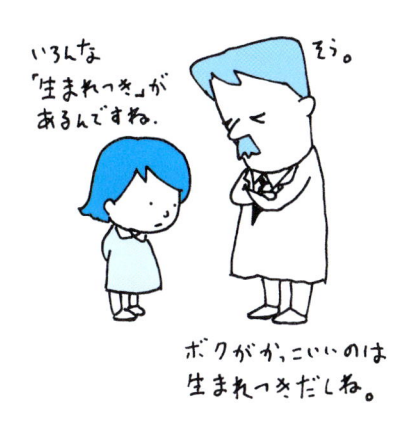

第 2 章　病気について、一気に語ろう

いろんな「生まれつき」があるんですね。

そう。

ボクがかっこいいのは生まれつきだしね。

2 収穫

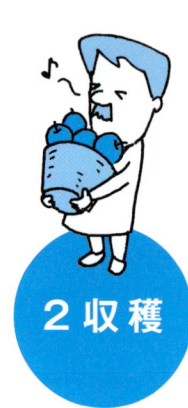

代謝障害・変性疾患

 国を維持するには食物が必要になる。農家がコメや野菜を作り、猟師が獣を撃ち、漁師が魚を捕るように、ヒトのカラダも外部から何かを取り入れカラダを作り、活動のエネルギーにする。そうしたことが「代謝」だ。代謝の仕組みが回らなければ生きていくことはできない。

 代謝は3種類ある。食事で取り込むもの。呼吸で取り込むもの。老廃物を排出すること。多様な物質が食事で取り込まれるが、主なものは三大栄養素と呼ばれる脂質、糖質、タンパク質だ。それぞれが食事で取り込まれこの過程すべてに異常が起こり、そのほとんどが病気になる。それぞれを分解しエネルギーを取り出し、再構築してカラダの部品を作り、老廃物を排出する。それぞれ脂質代謝、糖質代謝、タンパク質代謝と呼び、それぞれに、脂質代謝異常、糖質代謝異常、タンパク質代謝異常がある。他にも尿酸、ビタミン、無機質、色素物質などがあり、それぞれ代謝が行なわれ、それぞれに異常が存在する。

 これと別に水代謝がある。水代謝は腎臓と消化管で行なわれる。消化管で吸収した水分が血液として循環し、腎臓で濾過され尿として排出される。水代謝は、体液の酸塩基平衡に関係する。

 呼吸代謝は肺で酸素を取り入れ、二酸化炭素を排出する。

 代謝に関わる排出の経路は3種類ある。どれも外界と直接つながるシステムだ。

 第一に呼吸で、二酸化炭素や異常な気体を呼気で排出する。

58

第2章 病気について、一気に語ろう

第二は消化器で、便の形で排出される。消化管は栄養吸収路であると同時に排泄溝でもある。食物残渣の他に胆汁からビリルビンが排泄される。

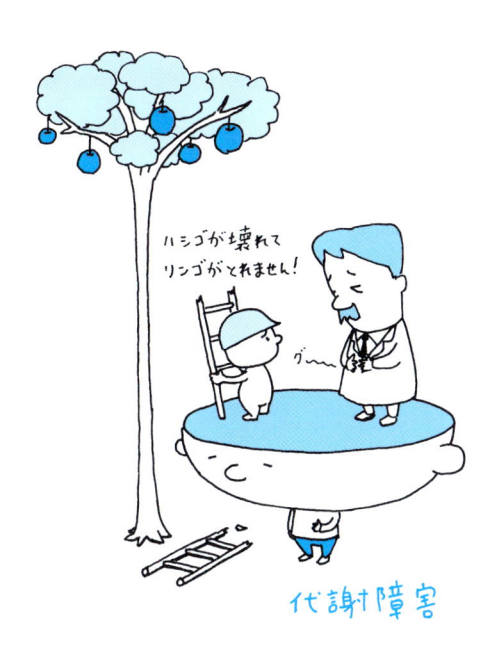

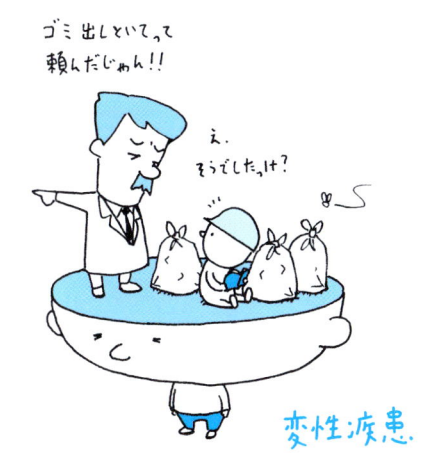

第三は泌尿器で、水関連の老廃物、血液中の不純物が腎臓で濾過され、尿として排出される。退行性病変という枠組みは物質が異常に沈着することを基本とする疾患群を指し、その中に代謝障害を含む。けれども代謝は生命体にとって重要な反応が膨大にあるため、その障害を退行性病変に組み入れることには、昔から違和感を持っていた。なのであえてこうした項目立てにした。

代謝障害

ハシゴが壊れてリンゴがとれません！

変性疾患

ゴミ出しといってって頼んだじゃん！！

え、そうでしたっけ？

■ 代謝障害の基本——産生の過剰と欠損の2パターンがある

代謝ということっつきにくく感じるかもしれないけれど、日常生活と密接に関係している。物質を再構成し合成する化学反応のことで、新陳代謝という馴染み深い言葉の省略形だ。新陳代謝という言葉は身近なのに、縮めた代謝という言葉がいかめしく思えるのは不思議なことだ。ある いは基礎代謝という言葉を聞いたことがあるかもしれない。これは生命維持のためにかかる基本的な代謝量で個体差がある。基礎代謝を上げるとダイエットできるというのは事実だが、見方を変えると、同じ栄養価で実施できる行動量が低下することだから「基礎代謝が高い＝燃費が悪い」ということになる。

脂質、糖質、タンパク質という三大栄養素には、それぞれ、脂質代謝、糖質代謝、タンパク質代謝がある。他にも核酸代謝、色素代謝など、要するに身体を構成する物質すべてに代謝がある。そして代謝は「異化と同化」という2種類がある。

異化は分解過程で高分子物質を分解し、エネルギーを得る。

同化は合成過程で低分子物質を高分子の有機物に合成する。

え？　やっぱりとっつきにくい？

だろうね。でも、基本は簡単だ。

代謝は活動エネルギーを食事で得ること（異化）と、身体を作る素材を得ること（同化）の2種類がある。身体の構成成分を取り込む過程が必要で、すべての構成成分に代謝がある、と表現される。具体的には代謝過程は「分解→中間生成物の合成→最終目的物の合成」となる。

え？　ちっとも具体的じゃない？

でも僕たちはすでに、代謝反応をこの本で見ている。22ページのアルコールの話だ。

60

医学的な表現だと「アルコール代謝は『アルコール→アルデヒド→酢酸』という経路を取る」となる。ね、難しくないでしょ？

物質は消化され体内に取り込まれる。消化は分解・吸収だ。分解された物質が再構築される時、中間生成物の合成を経て最終生成物になる。なので、代謝異常は次の5通り考えられる。

① 分解異常　② 中間生成物の過剰蓄積　③ 最終生成物の過剰蓄積
④ 最終生成物の欠乏　⑤ 異常物質の蓄積

アルコール代謝で言えば、二日酔いは　② 中間生成物の過剰蓄積　が原因で起こる、不適切な体調、ということになる。

体内物質の循環という観点から重要な代謝が二つある。呼吸代謝と水代謝だ。呼吸代謝は酸素が二酸化炭素になるから代謝と呼んでもあまり違和感はないけれど、水代謝の方は水自身は変化しないのでこの概念から外される可能性も高い。

狭い意味での代謝は食物代謝のことに限定されることも多いけれど、ここでひとくくりにした方がわかりやすいと思ったのでこうしてまとめたわけだ。

■ 食物代謝のヤマイ
――食べ物が大きく関係するヤマイ・脂肪、糖分、タンパク質、その他もろもろ

脂質

脂質といえば、コレステロールと中性脂肪が有名だけど、どちらも身体になくてはならないものだ。コレステロールは細胞膜やホルモンの材料だし、中性脂肪は細胞が活動するための燃料になる。食物中の中性脂肪は膵臓が分泌するリパーゼによって脂肪酸とグリセロールに分解され、小腸で吸収され、リンパ管を経由し全身に配られる。

脂質は水に溶けないため、リポ蛋白という親水性の球状物質に取り込まれ輸送される。リポ蛋白は密度が低い順にカイロミクロン、超低比重（VLDL）、中間型（IDL）、低比重（LDL）、高比重（HDL）に分類される。LDLコレステロール高値、中性脂肪高値、またはHDLコレステロール高値のいずれかがあるものを脂質異常症と呼び、動脈硬化性の心疾患の危険因子だ。

脂質代謝の病気

中性脂肪は身体中の細胞の活動に使われると、残りが脂肪組織に蓄えられる。

・**脂肪肝**　脂肪が増えすぎ肝臓にもたまる病的状態。

・**粥状動脈硬化症**　コレステロールが血液中に増えすぎると動脈壁に沈着し、病気を起こす。

・**黄色腫**　コレステロールが組織にたまり、泡沫細胞（組織球）が集まり蓄積したもの。家族性高コレステロール血症という遺伝性疾患では、アキレス腱によく見られる。

糖質

糖質の一般名は炭水化物で穀物類に多く、ヒトはブドウ糖を分解してADPをATPに合成し栄養貯蔵、エネルギー発生に用いる。

糖質は炭素と水素と酸素で構成され、種類が多い。単糖類と少糖類（オリゴ糖類）、多糖類がある。

単糖類は直線状の炭素鎖と尻尾に物質の性質を決める官能基があり、加水分解されない。

少糖類（オリゴ糖類）の代表、二糖類は単糖類2種の組み合わせだ。

多糖類は単糖類が多数つながったもので、グルコースがつながったグリコーゲンとデンプンがある。グリコーゲンは動物の筋肉や肝臓にあり、デンプンは植物性だ。

ムコ多糖はグルコサミン（二糖の繰り返し構造からなる巨大重合体）を含む多糖類で、タンパク質と結合しムコ多糖─蛋白複合体（プロテオグリカン）を作る。細胞外基質を構成する。

糖尿病──糖質代謝の病気の代表

生活習慣病として知られ、日本に700万人いるといわれる。血糖値（血液中のグルコース値）が高くなるとインスリンが分泌され、細胞内に糖分が取り込まれる。この仕組みがうまく働かないため血糖が高いまま尿中に糖分が漏れ、甘い尿になる。これが病気の名の由来だ。

糖尿病の原因はインスリン不足、すなわち膵臓からのインスリンの出が悪かったり、インスリンの働きが弱いため生じる。1型糖尿病はケトアシドーシスで昏睡になることもある。

高血糖が持続すると口渇、多尿、体重減少という軽微な症状が初めに出る。やがて身体中の血管の動きが悪くなり、眼や腎臓、神経ではそれぞれ網膜症、腎症、神経障害になる。網膜に起これば失明し、腎症状が進むと腎不全になり透析が必要になる。心、下肢や脳の動脈硬化を促進し、手足の先端に起これば壊死になる。

ブドウ糖を飲ませて2時間後の血糖値を測り、その値が高ければ診断がつく。過去の血糖値の平均値を示すヘモグロビンA1cの血中値が高くても診断できる。治療としては血糖値を下げるためのすべての行為が対象になり、食事療法、運動療法を適用し、血糖値を下げる薬物を投与する。薬物にはインスリンと経口血糖降下薬がある。小説の世界で取り上げられることは少ないが、平山瑞穂の『シュガーな俺』という小説がある。

先天性糖質代謝疾患

糖原（グリコーゲン）の代謝異常が糖原病だ。グリコーゲン合成、分解に関与する酵素の欠損で異常量のグリコーゲン、中間代謝物質が筋肉や肝臓に沈着する。

・**先天性糖原病** 7種類に分類されるが、次の2種が有名である。

・**Ⅰ型（フォン・ギールケ病）** グルコース-6-フォスファターゼ欠損。肝臓と腎臓が腫大し、血糖値が低下する。

・**Ⅱ型（ポンペ病）** アルファ・グルコシダーゼ（ライソゾーム酵素）欠損。糖原が心筋に蓄積し心筋が肥大、生後数ヶ月で死亡する。

・**ガラクトース血症** ガラクトースをグルコースに転化する酵素の欠損である。肝腫大、肝硬変、白内障、知能障害になる。

・**ムコ多糖蓄積症（ハンター・ハーラー病）** 8型あり、ライソゾーム酵素欠損により著しい骨格障害と発達異常を見る。

タンパク質

タンパク質を表すプロテインの語源はギリシャ語で「第一の」を意味する。1838年にムルデルが窒素を多く含む物質が生命の基本と考えて名付けたが、その直感は正しかった。漢字で書くと蛋白質となるが、「蛋」はたまごのこと。英語のプロテインはドイツ語で卵白を意味する語に訳され、日本の医学はドイツ医学に追随して作られたもので、ヒトのカラダの大部分をつくる。タンパク質を分解してアミノ酸にし、カラダの部品に作り替えるのでタンパク質代謝は生命現象の基本だ。分子量が4000くらいから数万、数億になるものまである。アミノ酸の個数が少ない、小さい分子をペプチドと呼ぶ。ペプチドが直線状につながったものをポリペプチドという。ペプチドもポリペプチドもタンパク質の一種だ。

アミノ酸が長くつながることができるのは、アミノ基とカルボキシル基が両端にあるからだ。アミノ基（－NH2）とカルボキシル基（－COOH）から水（H2O）が取れると酸アミノ結合（－CO－NH）というペプチド結合をし、延々と続く。これと別にシステイン残基同士がつくるジスルフィド結合（S－S）もタンパク質の構造を安定化させている。アミノ酸の配列は遺伝子で指定される。タンパク質代謝異常は意味が狭く、タンパク質関連物質が異常沈着したりする病気をさす。

タンパク質の構成要素であるアミノ酸は、アミノ基とカルボキシル基を持つ有機化合物で、ヒトでは20種類ある。カルボキシル基が二つあると酸性、アミノ基を二つ以上もつと塩基性になり、その他は中性で特徴的なアミノ基以外の基で分類される。アルファベット一文字で略式表現され、およそ半数の9種は体内で合成できず必須アミノ酸と呼ぶ。

アミロイドーシス─タンパク質代謝異常の代表格

不溶性アミロイドが全身に沈着する病気。実体は18種の線維性のタンパク質で、これが正常組織のすき間にたまり組織を圧迫し、機能不全に陥る。症状は沈着した臓器により異なる。影響が大きいのは中枢神経と心臓だ。心筋に蓄積すると不整脈の原因になる。原因不明のものを原発性という。一方、続発性の場合は原因がわかっていて、多発性骨髄腫に引き続いて起こることが多い。アミロイドはコンゴレッド染色で陽性。治療法は特にない。

アミノ酸の種類

酸性
アスパラギン酸（D）、グルタミン酸（E）

塩基性
リシン（K）、アルギニン（R）、ヒスチジン（H）

中性

【　硫　黄　】システイン（C）、メチオニン（M）
【アルキル鎖】グリシン（G）、アラニン（A）、
　　　　　　　バリン（V）、ロイシン（L）、
　　　　　　　イソロイシン（I）
【ヒドロキシ基】セリン（S）、トレオニン（T）
【　アミド基　】アスパラギン（N）、グルタミン（Q）
【　イミノ基　】プロリン（P）
【　芳香族基　】フェニルアラニン（F）、チロシン（Y）、
　　　　　　　　トリプトファン（W）

必須アミノ酸
体内で合成できないので、外部から摂取が必要なもの。

リシン（K）、メチオニン（M）、
フェニルアラニン（F）、ヒスチジン（H）、
トレオニン（T）、トリプトファン（W）、
ロイシン（L）、イソロイシン（I）、バリン（V）

準必須アミノ酸
成長が速い乳幼児で体内合成量が不足気味になり、補充が必要なもの。

アルギニン（R）、システイン（C）、チロシン（Y）

尿酸

尿酸はプリン塩基代謝の最終産物だ。キサンチンやヒポキサンチンというオキサプリンから、キサンチンオキシダーゼという酵素反応にて産生される。こんな風に書いてもさっぱりわけがわからないだろうけれど、気にすることはない。書いている僕も、よくわからないからだ。ただし、生化学という教科書のある部分を見れば、きっちりと思い出せる。実は医学を学ぶということは、自分の中に辞書を作ることであり、それを暗記することではない、と僕は思っている。というわけで、わからないところは適当に読み飛ばしてほしい。

尿酸は血中にも微量にあるが、主な役割は抗酸化だ。

痛風

尿酸の代謝異常の代表選手は痛風だ。医学的には「関節内外に尿酸・ナトリウム結晶が析出し急性、慢性関節炎を反復性に起こす」となる。なぜか男性に多く、痛風患者の99％は男性という。尿酸は尿中に排出されるが、この排出がうまくいかなかったりプリン代謝酵素に不具合があると高尿酸血症になる。だが、「高尿酸血症＝痛風」ではなく「痛風＝高尿酸血症＋足の親指つけねの激痛発作」だ。痛風の発症率は高尿酸血症の2％程度とされる。

治療は高尿酸血症を抑制する尿酸排出促進薬、尿酸生産阻害薬を投与する。痛風発作には、通常の痛み止めは効果がなく、好中球の微小管を脱重合させるコルヒチンが唯一の特効薬だ。

1986年に清岡卓行が『痛風と海』という作品で第14回川端康成文学賞の候補になったが、今は入手困難なようだ。

ビタミン

ビタミンは生物の生存、生育に必要な栄養素で、三大栄養素のタンパク質、糖質、脂質以外を指す。ビタミンは物質による分類ではなく、機能にて分類される。体内で合成できず、食物として摂取される。今は多様なビタミン剤がコンビニなどで売られている。

脂溶性（ビタミンA、D、E、K）と水溶性（ビタミンB群とC）がある。ビタミンB群には、ビオチン、葉酸、ナイアシン、パントテン酸、リボフラビン、チアミン、ピリドキシン、ビタミンB12が含まれる。不足すれば欠乏症、過剰摂取すると中毒症になる。

○ビタミンA
網膜桿状体の視紅（ロドプシン）の成分。肝臓に90％蓄えられる。ビタミンA不足は眼球乾燥症や、暗順応が冒され夜盲症になる。

○ビタミンB1（チアミン）
ATP産生酵素の補酵素。三大栄養素の代謝に関わる。不足は脚気（ベリベリ）になる。脚気は末梢神経障害がメインで両側性、対称性に出現する。倦怠感、むくみ、動悸、手足のしびれ、四肢末端の知覚障害、運動障害が出現し筋萎縮をみる。アキレス腱反射の亢進、その後低下、消失。衝心脚気は急性心不全を合併する劇症型で重症になるとウエルニッケ脳症をきたす。

○ビタミンB2（リボフラビン）
酸化還元反応の必須の補酵素として炭水化物代謝に関与する。不足すると咽頭痛、口腔粘膜病変、結膜炎、脂漏性皮膚炎、正色素性正球性貧血を起こす。

○ビオチン
脂肪及び炭水化物の代謝のカルボキシル化反応の補酵素。欠乏症は精神発達遅滞、発疹、痙

68

第2章 病気について、一気に語ろう

攣など。単独で欠乏症になることは少ない。

○**葉酸** 赤血球やプリン、ピリミジン代謝に関与する。欠乏すると巨赤芽球性貧血になる。

○**ニコチン酸（ナイアシン）**
酸化還元反応における補酵素。欠乏するとペラグラになる。皮膚炎、痴呆、下痢の3Dを呈する。

○**パントテン酸** 単独での欠乏症は稀。精神神経症状も呈する。

○**ビタミンB6**
血液や中枢神経、皮膚で重要な反応に関わる補酵素。欠乏でペラグラ様症状、脂漏性皮膚炎、うつ病など。

○**ビタミンC（アスコルビン酸）**
コラーゲン、ホルモン、カルニチン、アミノ酸生成の役割を果たす。創傷治癒にも必要。毛細血管の脆弱性、透過性と関係し、不足すると出血、類骨組織や薬の象牙質の形成異常を特徴とする壊血病を引き起こす。皮膚が乾燥し毛嚢周囲の点状出血、出血性口内炎、筋肉出血をみる。

○**ビタミンD**
二つのタイプ（D2とD3）がある。D2が皮膚で日光に当たるとD3が合成される。カルシウム吸収を促進。皮膚で合成され、肝臓で水酸化、腎臓で活性型になる。

○**ビタミンE（トコフェロール群）**
細胞膜の脂質の過酸化を防ぐ抗酸化薬。欠乏症では溶血性貧血や眼筋麻痺、脊髄小脳失調など神経症状をきたす。

○**ビタミンK（フィロキノン）**
肝臓の凝固因子の生成を制御する。不足すると凝固因子が不足し血液凝固が起こりにくくなる。

無機質（ミネラル）

ヒトがグラム単位で必要とするミネラルは6種類あって、陽イオンが①ナトリウム（Na）、②カリウム（K）、③カルシウム（Ca）、④マグネシウム（Mg）で、陰イオンは⑤リン（P）および⑥塩素（Cl）である。

微量ミネラルは9種類であり①クロム（Cr）、②銅（Cu）、③ヨウ素（I）、④鉄（Fe）、⑤フッ素（F）、⑥マンガン（Mn）、⑦モリブデン（Mo）、⑧セレン（Se）、⑨亜鉛（Zn）。微量金属はその名の通り、体内にわずかしか存在しないが、生体を維持するため重要な役割を果たす。少しでも増えたり減ったりすると、さまざまな病気になる。

多量ミネラル（電解質）

○**ナトリウム（Na）** 水と密接に関係する。細胞の浸透圧を決定する。腎臓でレニン―アンギオテンシン―アルドステロン系の調節により排泄される。

- **低ナトリウム血症** 頭痛、錯乱、混迷など、神経症状が出やすい。
- **高ナトリウム血症** 口渇、そして神経症状で錯乱、痙攣、昏睡が起こる。

○**カリウム（K）** ほとんど細胞内に存在し、細胞外には2%しかない。インスリンは細胞内に移動させる。アルドステロンは腎臓からの排泄を促進する。

- **低カリウム血症** 筋力低下と多尿が起こる。
- **高カリウム血症** 筋力低下が起こり、悪化すると心室細動や心停止に至る。

○**カルシウム（Ca）** 石灰代謝、骨形成、血液凝固、神経筋肉の刺激維持、膜透過性の調節、細胞接着、腺細胞の分泌など、多岐な生体反応に関わる。パラソルモン（副甲状腺ホルモン）は血中カルシウムを上昇させ、リン酸塩は低下する。カル

シトニン（甲状腺C細胞）は正反対の作用をする。ビタミンDはカルシウム吸収を促進する。

- **低カルシウム血症** テタニー、感覚異常、痙攣が起こる。
- **高カルシウム血症** 多尿、便秘、筋力低下、錯乱、昏睡などがある。
- **腎性骨異栄養症（腎性くる病）** 透析を受ける腎不全患者にみられる。カルシウム不足による石灰化が障害され、類骨が増え、骨破壊病変が引き起こされる。原因には副甲状腺機能亢進やビタミンD過剰、腎不全、過剰摂取などがある。
- **骨粗鬆症（オステオポローシス）** 骨量の減少で、骨がもろくなる病態。原因には加齢や閉経に伴うエストロゲン不足などのホルモン変化が関係している。

○マグネシウム（Mg） 多くの酵素の活性化に必要とされる。
- **低マグネシウム血症** 症状は随伴する低カルシウム血症や低カリウム血症に依存する。治療はグルコン酸カルシウム静注。
- **高マグネシウム血症** 低血圧、呼吸抑制、心停止になる。

○リン（P） いくつかの体内有機化合物の必須成分である。
- **低リン酸血症** 筋力低下、呼吸不全、心不全、痙攣など。
- **高リン酸血症** 低カルシウム血症と連動し、テタニーなどが起こる。

○塩素（Cl） 体内に存在するのは、陰イオンとしてであり、塩化ナトリウム、塩化カリウムというナトリウム、カリウムの受け手として存在する。

微量ミネラル
○クロム（Cr） 耐糖能を促進する。欠乏すると耐糖能が障害される。
○銅（Cu） チトシナーゼなどの酵素に含まれ、鉄代謝にも必要とされる。増結や骨形成にも必要。欠乏すると貧血やメンケス症候群（縮れ毛症候群）になる。

- **ウイルソン病** 常染色体劣性遺伝（第13染色体）。胆汁への銅排出異常による先天性銅中毒症。セルロプラスミン合成不全。肝硬変や大脳基底核変性による錐体外路症状が特徴的。

○**ヨウ素（I）** 甲状腺ホルモンのチロキシン（T4）、トリヨードチロニン（T3）の合成に不可欠。欠落すると甲状腺腫になる。胎児の成長に必要で、不足すると成長障害になる。

○**鉄（Fe）** ヘモグロビン、ミオグロビン合成に必須で、チトシナーゼなどのチトクロム酵素、鉄硫黄蛋白にも含まれている。体内には総量4・5グラムあって、その60％は赤血球のヘモグロビンに、10％は筋中のミオグロビンに、そして30％が貯蔵鉄の網内系や肝細胞のフェリチン、ヘモジデリンに含まれている。

○**フッ素（F）** 骨、歯の形成に必要。不足すると齲歯（うし）になりやすい。

○**マンガン（Mn）** マンガン特異性酵素の成分に必要。過剰になるとパーキンソン病やウイルソン病に類似の症状を呈するといわれる。

○**モリブデン（Mo）** 補酵素の成分。不足で頻脈、頭痛など。亜硫酸塩中毒症で出現する。

○**セレン（Se）** 補酵素の成分。甲状腺ホルモンの生成に関与する。不足でケシャン病。

○**亜鉛（Zn）** 多数の酵素に含まれる。皮膚の完成に必要で創傷治癒や成長にも必須。亜鉛中毒では小球症貧血、免疫障害になる。

・**腸性先端皮膚炎** 膵臓の亜鉛結合因子欠乏により起こる常染色体劣性遺伝の先天異常疾患。吸収不良が病態の難治性下痢、脱毛、手足先端の皮膚症状で、治療は亜鉛大量投与である。

色素

体内色素は、童謡チューリップのメロディで、「赤、黒、黄色」と覚えるといい。ただし正式な歌詞は「赤・白・黄色」なので決して間違えないように。赤は血のヘモグロビン、黒は髪の毛のメラニン、黄色は排泄物の色で、これが残ると病気（黄疸）とされる。血はカラダを構成する要素だが、黄疸は黄疸のビリルビンだ。このうち赤と黒が赤いのは、赤血球のヘモグロビンが赤いせいだ。赤のヘモグロビンを作るには鉄が必須で、微量金属が関係する。

○**ヘモグロビン** 赤いピロール色素のヘムとタンパク質のグロビンが結合している。赤血球に含まれ、酸素分圧の高いところでは酸素と結合し、低いところで放出する。二酸化炭素は酸素と逆の動きを示す。このため酸素分圧が高い肺で酸素を取り込み二酸化炭素を放出し、酸素分圧が低い末梢組織では酸素を放出し二酸化炭素と結合する。一酸化炭素とは強く結合するので、一酸化炭素中毒は重症になりやすい。

赤血球が破壊されるとヘモグロビン関連色素が組織に沈着する。血管内溶血でヘモグロビンが血症からヘモグロビン尿症になると、網内系がヘモグロビンをヘモジデリンにする。局所出血でヘモジデリンが組織に沈着することをヘモジデローシスと呼ぶが、機能障害は起こさない。一方、全身にヘモジデリンが沈着し機能障害になるとヘモクロマトーシスと呼ぶ。一次性ヘモクロマトーシスはブロンズ糖尿病と呼ばれ、腸から鉄を過剰吸収するため起こる遺伝病で、肝硬変、糖尿病、皮膚着色が三徴だ。

○**ミオグロビン** 筋肉内にあるヘモグロビン類似の分子。酸素を放出しにくく、筋肉のように酸素の貯蔵が必要な臓器に多い。

○ポルフィリン　ピロールが四つ集まった環状構造を持つ有機化合物で、その代謝障害である急性ポルフィリン症は急性腹症、四肢麻痺、意識障害を起こす。

○ビリルビン（胆汁内色素）　ヘモグロビンの最終産物で、黄疸はビリルビン血症から組織が黄染した状態を指す。血中でアルブミンと結合している間接ビリルビンは、肝臓に運ばれグルクロン酸と抱合し、直接ビリルビンとして胆汁に排出される。肝細胞に障害があると間接ビリルビンが増え、胆管の通過障害では直接ビリルビンが増えるのはこのためだ。黄疸には3系統あって、溶血性黄疸は悪性貧血、新生児黄疸など、赤血球が破壊されて起こるものを指す。肝細胞性黄疸は肝細胞のビリルビン代謝の機能低下による。この2種は間接ビリルビンが増加する。三つ目の閉塞性黄疸は肝後性黄疸とも呼ばれ、胆管が物理的に閉塞して起こる、肝臓でのビリルビン処理後なので直接ビリルビン（抱合型）が増加する。

○メラニン　タンパク質で黒い色素。メラノサイトが産生する。髪の毛や脳の黒質、あるいは皮膚の色素沈着の素材になる。

・色素性母斑　色素沈着が増大した状態。（過剰）

・先天性白斑症（白子・アルビノ）　チロシナーゼの欠損による。（欠損）

ライソゾーム病

ライソゾームは細胞内の小器官でタンパク質、脂肪、糖を壊す酵素を含み、細胞内で不要になったタンパク質、脂肪、糖を壊して細胞内の掃除をする。これらの酵素の遺伝子に異常があると酵素が機能しなくなり、壊す対象の物質やその中間産物が細胞内に溜まっていき、細胞機能が悪くなる。これがライソゾーム病の病態だ。

ライソゾームに含まれる酵素は何種類もあって、特定のタンパク質、脂肪、糖を壊している。

74

現在40種類近いライソゾーム酵素異常の病気が認められる。その構造は、○○という酵素が欠けると中間産物の××がたまり発症する、という形になる。

・**ゴーシェ病** グルコセレブロシダーゼ欠損によるスフィンゴ脂質症でグルコセレブロシドが沈着する。脾、肝、骨髄、リンパ節（網内系）や脳内にゴーシェ細胞（肥大したマクロファージ）が見られ、巨脾になる。中枢神経症状がみられる。

・**テイ・ザックス病** βヘキソミニダーゼA欠損による重度神経症状、及び早期死亡（2歳まで）をきたすスフィンゴ脂質症。脳にGM2ガングリオシドが蓄積する。

・**ニーマン・ピック病** 酸性スフィンゴミエリナーゼの活性欠損でスフィンゴミエリンが全身沈着する。A型（乳児型）は3歳までに死亡。B型は慢性で成人発症。

厚生労働省難治性疾患克服事業「ライソゾーム病に関する調査研究班」のHPに記載されている表によると、他にGM1ガングリオシドーシス、GM2ガングリオシドーシス、クラッベ、異染性脳白質ジストロフィー、ファーバー病、ハーラー／シャイエ症候群、ハンター症候群、サンフィリッポ症候群、モルキオ症候群、マルトラミー症候群、スライ病、シアリドーシス、ガラクトシアリドーシス、I cell病、ムコリピドーシスⅢ型、αマンノシドーシス、βマンノシドーシス、フコシドーシス、アスパルチルグルコサミン尿症、シンドラー／神崎病、ウォルマン病、ダノン病、遊離シアル酸蓄積症、セロイドリポフスチノーシス、ファブリー病などの病気がある。いずれも日本の症例数は少ない。多いのはゴーシェ病、ハンター症候群、モルキオ症候群、ファブリー病で100症例前後が確認されている。

イオン

代謝の過程で酸や塩基が発生する。ヒトのカラダは中性であることが都合よく、酸性やアルカリ性に傾くと体調を崩すので、酸塩基平衡を保つことは重要だ。その乱れは主にイオンバランスの崩れによって生じる。このバランスが崩れ酸性側に傾けばアシドーシス、アルカリ性サイドに傾けばアルカローシスになる。要因には呼吸性と代謝性がある。

$$H^+ + HCO_3^- \longleftrightarrow H_2CO_3 \longleftrightarrow H_2O + CO_2$$

という反応が体内の酸塩基平衡の基本だ。肺ではCO_2が排出される。腎ではH^+とHCO_3^-イオンの再吸収で調節されHCO_3^-の再吸収は近位尿細管で行なわれる。

・**代謝性アシドーシス**　一次性のHCO_3^-の低下による。ケトン体、乳酸の蓄積、腎不全などが起こる。症状としては、悪心、嘔吐、嗜眠、過呼吸になる。

・**代謝性アルカローシス**　一次性のHCO_3^-の増加による。長く続く嘔吐、循環血液量の低下、低カリウム血症である。症状としては頭痛、嗜眠、テタニーが起こる。

・**呼吸性アシドーシス**　一次性のCO2分圧の上昇による。中枢神経疾患や肺疾患による。急性と慢性がある。慢性は無症状だが、急性では頭痛、錯乱、嗜眠を起こす。

・**呼吸性アルカローシス**　一次性のCO2分圧の低下による。原因は、過呼吸、過換気である。慢性と急性があり、慢性は無症状。急性だと感覚異常、痙攣、失神が起こる。

・**テタニー**　ミネラルバランスが崩れると出現し、唇や舌、手指、足などの感覚異常をみる。有痛性の筋肉痙攣、全身の筋肉痛と顔面筋の痙攣が特徴である。

■ 酸素と二酸化炭素の代謝異常

肺

肺は酸素を取り入れるための小さな空気袋の集合体で、その壁は薄く、毛細血管が網目のように走っている。そのため血管が肺の含気と密接に触れ、酸素と二酸化炭素を交換できる。

酸素は、グルコースを分解する際にミトコンドリアの内部で酸化的リン酸化反応を経てアデノシン二リン酸（ADP）からアデノシン三リン酸（ATP）を産生するために使われる。

この化学式はとっても単純なので、ちらりと見ておこう。ちなみにこの反対方向の化学式は光合成の式になる。この反応で生じたエネルギーでADPをATPにする。つまりATPは体内におけるエネルギー貯蔵庫に相当するわけだ。

$C_6H_{12}O_6 + 6O_2 = 6CO_2 + 6H_2O + 2880K$

この化学式は6分子のブドウ糖と酸素6分子が作用して、二酸化炭素と水6分子に分解されると2880キロジュールのエネルギーが発生する、ということを意味している。酸素を使わない呼吸を嫌気性呼吸といい、細菌にはそうした呼吸をする種類がある。生物の進化としては、そちらの方が最初に出現したと考えられる。好気的な呼吸をするヒトにも嫌気的な呼吸の名残りが、解糖系という生化学反応として残されている。

呼吸には細胞単位での酸素、二酸化炭素の出入りである内呼吸と、肺を介した一般的な呼吸がある。一般的な呼吸は、内呼吸と対比して外呼吸と呼ぶ。

外呼吸の換気障害には閉塞換気性と拘束換気性がある。閉塞換気性は気道が狭くなるもので、

拘束性は肺の伸び縮みが悪くなる。どちらも呼吸するのが難しくなる。

内呼吸にはカスケードがあり、最終的にはミトコンドリアレベルの電子伝達系に行き着く。

肺胞自体は伸縮しない。肋骨が上下することと横隔膜が上下することで胸郭の容積が変わり、その圧差で空気が出入りする。肋骨の上下動での呼吸を胸式呼吸、横隔膜を主にしたものを腹式呼吸という。

呼吸不全は低酸素状態を指す。そのうち二酸化炭素の蓄積が伴うものを2型呼吸不全というが、二酸化炭素の蓄積のある方が生命予後がよいなど、その仕組みは単純ではない。

- **過換気症候群**　心因性の発作性疾患で、過換気により血中二酸化炭素濃度が低下し、呼吸性アルカローシスになり、テタニー、痙攣や四肢のしびれが出る。
- **喘息**　Ⅰ型アレルギーが原因だが、呼吸障害としては閉塞性換気障害になる。

78

■水（H2O）の代謝異常

腎臓

水代謝の中心臓器・腎臓は血中の老廃物を濾過して、尿中に捨てる清掃工場だ。腎臓では血流の10％が通過し、ボウマン嚢の中にある糸球体で濾過される。濾過前の液体を原尿といい、一日200リットル産生され、尿細管でグルコースや水の再吸収が行なわれ、最終的に排出される尿は一日1・5リットルになる。

尿細管は近位尿細管、ヘンレループ、遠位尿細管とループを描く。近位尿細管では溶質の再吸収が行なわれる。ブドウ糖、アミノ酸、リン酸も再吸収される。水素イオンと炭酸水素イオンを分泌するので、アシドーシスやアルカローシスと関係が深い。

遠位尿細管は酸、アンモニア排泄、カリウムイオン排泄、尿の濃縮を行なう。

（図：糸球体、ボウマンのう、集合管、近位尿細管、遠位尿細管、ヘンレループ）

【腎臓全体の異常】
- **尿毒症** 腎不全末期の全身性病態。電解質異常で浮腫、中枢神経症状で昏睡や意識障害になる。尿毒症肺は肺水腫になる。貧血が起こり感染しやすくなる。心不全が死因の第1位だ。
- **水腎症** 尿路通過障害が続くと腎盂、腎杯が拡張し水腎症になり、最後は機能不全に陥る。

【糸球体の異常】
- **ネフローゼ症候群** 糸球体係蹄壁で行なわれる選択的な透過性が失われる。毛細血管からは血漿蛋白が漏れ蛋白尿になり、低蛋白血症や高脂血症から浮腫を示す。
- **糖尿病性糸球体硬化症** 組織学的に種々な糸球体の形態を示し、最後は腎不全になる。腎不全では透析が必要になる。

【近位尿細管の異常】
- **ファンコニ症候群** 近位尿細管の物質輸送系異常で、幼児では成長遅延、くる病がみられる。代謝性アシドーシスになる。
- **腎性糖尿** 近位尿細管のブドウ糖再吸収異常だ。血糖値は正常範囲だが、尿糖を認める先天性疾患で、治療は必要なく、予後はよい。
- **家族性低リン血症性ビタミンD抵抗性くる病** 低リン血症とくる病（骨軟化症）になる。腎尿細管のリン再吸収阻害のためビタミンD代謝異常が起こり、活性型ビタミンDが低下する。

【遠位尿細管の異常】
- **バーター症候群** 腎ヘンレループの上行脚での塩素再吸収阻害による低カリウム血症から、アンギオテンシンⅡ不応性になる。低カリウム血症のため代謝性アルカローシスになる。
- **遠位尿細管性アシドーシス** 遠位尿細管での水素イオン分泌が阻害され代謝性アシドーシスになる一方、高カリウム血症の場合カリウムイオン分泌も阻害される。

- **腎性尿崩症** 抗利尿ホルモン（ADH）に対する不応性が原因で多尿になる。
- **ADH受容体異常** 先天性に多尿になる。後天的多尿の原因には高カルシウム血症、低カリウム血症、慢性腎盂腎炎、リチウム中毒などがある。

腎不全に対する治療

水代謝異常をきたす腎不全、尿毒症は重篤な病態だが、効果的な治療法が確立されているため、ここで説明しておこう。主な方法は人工透析と腎移植になる。

○透析（人工透析）

腎不全で行なわれる治療。腎機能の代替で正式名称は血液透析療法と呼ぶ。日本には30万人の治療患者がいるといわれている。腎不全になると尿毒症になって死に至るがこれを機械で代替し、治療する。老廃物除去、電解質維持、水分量維持が三大目的だ。週3回の通院が必要で、1回の透析には4〜5時間かかる。大量の血流を体外コントロールする必要があるため、動脈と静脈を体表知覚で交通させる内シャントを作製する。そこにカニューレを2本刺し、血液を体外に出し、限外濾過と溶質除去を実施する。

この他、自分の腹膜を利用した腹膜透析という手法もあるが、感染症を起こしやすいこと、長期にわたり実施すると腹膜が肥厚、硬化する合併症が起こることなどから4〜5年程度の適用で抑えられ、血液透析に移行する。

さらに循環状態が悪化すると、血漿交換（アフェレーシス）なども適用される。

こうしたことはきわめて煩雑なので、腎移植が行なわれる。ヒトは腎臓を二つ持っているので、一つを摘出してもきわめて生存可能なため、生体腎移植は早い時期から実施されていた。

○ 生体腎移植

1954年12月、米国ボストンで内科医メリル、形成外科医マレーらによって初めて実施された。一卵性双生児間の移植だったため拒絶反応がなく、レシピエント（臓器をもらった人）は8年生存した。日本では1964年に実施されている。

○ 死体腎移植

死亡したヒトからの腎臓提供を受け、腎移植する。このため、日本臓器移植ネットワークに登録している患者も多い。

○ 病気腎移植

病気を持つ腎臓を摘出した後、病気部分を切除して腎臓を移植すること。2006年、宇和島臓器売買事件で世間の脚光を浴びた。宇和島徳洲会病院の万波誠医師が実施していたが、患者とその妻が臓器移植法違反に問われた。厚生労働省は現時点で原則禁止の方針を打ち出しているが、こうしたことは学術的な議論を重ね、可能性を模索するべきだと僕は考える。何より、こうした移植を待ち望んでいる患者の願いは切実なのだから。

82

先天性代謝異常のあれこれ

遺伝子異常が原因で乳幼児に発生する。通常は尿中に出ない、代謝により作られる中間産生物質が尿中に出て気づかれる。治療は、代謝に関わる物質を制限する食事が効果的である。

- **フェニルケトン尿症** フェニルアラニンヒドロキシラーゼが欠損する常染色体劣性遺伝。出生時は正常だが、生後1年以内に精神運動障害、振戦、てんかん発作などを起こす。10歳までフェニルアラニン制限食にすれば発症しない。

- **ヒスチジン血症** ヒスチナーゼ欠損。常染色体劣性遺伝。特別な障害をきたさないため、治療は必要ないとされている。

- **メープルシロップ尿症** 酸化的脱カルボキシル反応障害。常染色体劣性。生後1週以内に筋緊張低下、嗜眠、摂食障害、痙攣を呈して1年以内に死亡する。ケト酸の尿中排泄により、メープルシロップ臭がする。分枝鎖アミノ酸制限食にて治療する。

- **ホモシスチン尿症** シスタチオニンβシンテターゼ欠損。常染色体劣性。水晶体脱臼、脊椎骨粗鬆症、病的骨折、知能障害など。シスチンを添加したメチオニン制限食、及び大量のビタミンB6並びに葉酸投与にて治療する。

■ 身体の中に石ができるのも代謝異常が原因

- **結石** 小学校の頃、過飽和状態のホウ酸の真っ白な結晶が、何かのきっかけで析出する実験を見たことがある。それまで水分に溶けていたものが、突然結晶化する光景は神秘的だった。それと同じようなことがヒトの体内でも起こる。その現象の結果が結石だ。

医学的な表現をすると、結石は分泌物や排泄物中で析出物質が固体を作ることだ。当然液がたまる袋の中で起こるから、胆嚢と膀胱、腎杯などが生成場所だ。結石ができるには、成分物質の過剰、濃縮、液体の変化、中核になる物質の存在が必要で、これらの臓器と物理的、機能的につながっている周辺にできる。

腎臓→尿管→（膀胱）→尿道 にはそれぞれ腎結石、膀胱結石、尿道結石がある。

胆嚢の場合は胆嚢結石と胆管結石だ。

- **胆石症** 胆嚢内と胆管内の結石で炎症を起こしたものを胆石症と呼ぶ。

胆管に胆石が詰まると疝痛、発熱、黄疸が起こる。サイレント・ストーンは、検査や解剖でみつかる無症状の胆石である。

胆石はコレステロール石、ビリルビン石、炭酸カルシウム石の3種類がある。コレステロール石は白くて大きく、たいてい1個だけできる。ビリルビン石は黒褐色で小さいものが多数できる。炭酸カルシウム石は稀である。

混合石は3種が混じったもので、コレステロール系石は70％以上がコレステロール、ビリルビン系石はコレステロール含有率30％以下で、この2種が胆石の9割を占めている。

- **腎結石** 尿酸、蓚酸カルシウム、リン酸カルシウムなどが析出する。

第 2 章　病気について、一気に語ろう

人はいろんな個性を持って
生まれてくるけど

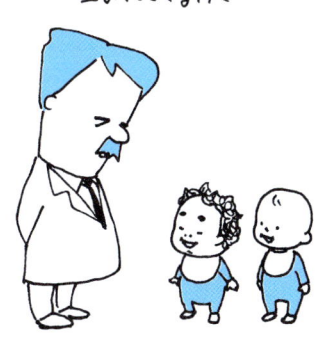

「病気」がそのひとつの
場合もあるんです。

消化器系臓器の機能障害による代謝異常

消化管（胃・小腸・大腸）

胃、小腸、大腸という消化管は栄養素を吸収するため、農家や漁師に相当する。消化管の最初の食道は食物の通路で栄養吸収しないため代謝と無関係なので、ここでは仲間はずれになる。

- **胃切除後症候群（ダンピング症候群）** 胃切除術後に起こる。早期と後期の2タイプがあり、病因が異なる。早期ダンピング症候群は食後30分以内に起こる。症状は動悸、発汗、めまいだ。胃が小さくなることで消化物が速く通過するため起こる。後期ダンピング症候群は反応性低血糖によるインスリンの過剰放出で起こる。

- **イレウス** イレウスとは「もつれる」という意味のギリシャ語で、腸閉塞症という。何らかの原因で腸の通過が困難になることで、機械的イレウスと機能的イレウスがある。

- **機械的イレウス** 血行障害がない単純性イレウスと血行障害がある絞扼性イレウスにわかれる。

- **機能的イレウス** 麻痺性イレウスと痙攣性イレウスにわかれる。

- **蛋白漏出性胃腸症** 血漿蛋白、特にアルブミンが粘膜から胃腸に漏出する病気で、低アルブミン血症と消化管障害をきたす。

- **吸収不良症候群** 小腸粘膜からの栄養素の吸収が障害される状態で、代謝に影響をきたす。

- **下痢** 大腸における水分再吸収が阻害された水代謝失調状態。通常では糞便の水分含有量は70～80%、軟便80～90%、水様下痢90%以上とされる。ひどくなれば脱水症状になるため、補液が必要になる。

肝臓

肝臓は代謝の中心的臓器である。食物の消化を助ける胆汁酸を分泌する。その際ビリルビンをグルクロン酸抱合し、胆汁色素に変換する。この他、糖代謝、脂質代謝、タンパク質代謝、アルコール代謝などにも関与する。アルブミンやケトン体を合成する。グリコーゲンを貯蔵し、グルコースとして産生しエネルギー供給する。乳酸からグルコースを再合成するなど、人体における最大の化学工場として機能する。

- **黄疸** ビリルビンの過剰。
- **肝硬変** 変性疾患で肝臓の慢性進行性の線維症であり、構造の再構築を見る。肝機能が阻害されることで代謝に大きな影響がある。
- **原発性胆汁性肝硬変** 自己免疫疾患で抗ミトコンドリア抗体を認める。
- **ウイルソン病** 銅の代謝異常で、肝臓に銅が沈着しブロンズ肝硬変になる。
- **脂肪肝** 肝臓実質に脂肪が沈着する病気。継続すると肝硬変や肝癌の原因になることが最近注目されている。
- **ヘモクロマトーシス** ヘモジデリンが肝実質に沈着し、機能障害を起こす。
- **全身性アミロイドーシス** アミロイド沈着により肝腫大をみる。

■ 代謝障害は退行性病変の一種

細胞損傷の修復過程で元に戻らない変化が起こるが、それを退行性病変という。皮膚の傷は治癒するがケロイドは退行性病変だ。退行性病変には萎縮、変性（細胞変性、間質変性、代謝障害）、細胞死（受動的な死であるネクローシスと能動的な死であるアポトーシス）がある。

代謝障害も退行性病変に含まれるが、代謝という膨大な生体化学反応異常を退行性病変にくくるのはバランスが悪く思われるので、本書では代謝異常を独立させたわけだ。

細胞の増殖、分化、再生、そして死

一個の受精卵が分化し、爪や脳や心臓、筋肉や骨になる。これを分化と呼ぶ。カラダでは細胞が延々と生き続けると困るから細胞死もプログラムされている。これをアポトーシスと呼ぶ。

細胞は「不安定細胞、安定細胞、永久細胞」の3種にわかれる。皮膚、造血細胞は不安定細胞で大本の幹細胞から分化し、増殖し続ける。安定細胞は一部の細胞が増殖し、ほとんどの組織がこれにあたる。神経細胞、心筋細胞は増殖しない永久細胞だ。生後から増えないから数は減る一方で、細胞が失われても再生せず、欠損部分は間質細胞の増生で埋められる。

創の治り方

創傷は表皮の一部が壊れたものだ。創傷の治癒過程で線維芽細胞、実質細胞、支持細胞が増生し膠原化する。元通りになれば一次治癒、欠損が大きく線維性瘢痕（はんこん）が残るものを二次治癒と呼ぶ。最後に「器質化」することもある。「ケロイド」治癒は膠原線維が過剰に作られる状態だ。

組織障害の範囲が広いと炎症や損傷治癒の際に「肉芽（にくげ）組織」が出現する。若い結合繊組織で毛

細血管が充血し、好中球、マクロファージが遊走する。線維芽細胞が増生し多核巨細胞が出現するものだ。膠原線維化は最後は瘢痕になる。

化生と分化異常

化生は細胞増殖中に他の系統の細胞に変化することで、細胞が幼弱化し別方向へ変化する。発生時にはすべての細胞は三胚葉にわかれ、いったんわかれた後は他の胚葉に変化しないため、化生も胚葉は超えない。変化は一方的で結合織から骨組織へという化生は起こるが、逆に骨組織が結合織になるという変化は起こらない。扁平上皮化生、腸上皮化生、アポクリン化生などがある。

萎縮と肥大

萎縮は正常組織、臓器、細胞が大きさや容積を減らすことだ。低形成・形成不全は正常の大きさに達しなかったもの、無形成は発生しなかったもので、萎縮と似ているが違う概念だ。肥大は組織に負担がかかった時の反応で萎縮の逆だ。容積が増えることを肥大、細胞数が増えることを増生という。生理的肥大、病的肥大、代償性肥大がある。

変性疾患と増生

変性疾患は退行性病変で、細胞や組織に正常には存在しない物質が沈着したり、正常では沈着しない場所に沈着して異常をきたす病変。神経系に多い。細胞の変性所見は混濁腫脹（水腫様腫脹）・粘液変性・硝子滴変性がある。間質の変性所見にはヒアリン変性（硝子様変性）・アミロイド変性・フィブリノイド変性（類線維素変性）を認める。

各臓器における変性・増生疾患

女性器【子宮・乳房】

- 子宮内膜症　内膜の異常増生で不妊の原因になる。
- 乳腺症（乳腺異形成）　乳腺の非炎症性で非腫瘍性の増殖性変化。化生、退行が混在する。増生の主体は腺上皮細胞、腺管、間質、アポクリン化生など。乳癌との因果関係は不明。

男性器【前立腺】

- 前立腺肥大　前立腺細胞数が増え、結節性過形成になる。尿道を圧迫し排尿困難が生じる。

呼吸器【肺】

- 炭肺症、珪肺症（けいはい）、アスベストーシス（石綿肺）　肺には塵埃（じんあい）が沈着しやすい。石綿肺は悪性中皮腫の原因になる。

消化器【肝臓】

- 肝硬変　肝臓が繊維性の変性を起こし、硬化する変性疾患。87ページ参照。

血管【動脈】

- 動脈硬化症　大血管では粥状硬化症と呼ぶ。粥腫（じゅくしゅ）（アテローム）はコレステロール集積を繊維性組織で覆う限局性病変部で高脂血症、高血圧、糖尿病で出現しやすい。
- メンケベルグ型中型動脈硬化　中膜に石灰化を作るタイプ。

- 細動脈硬化　小血管は内腔、中膜に硝子様物質が沈着、平滑筋細胞が増生。

血液【赤血球】
- 鉄欠乏性貧血　鉄代謝異常によることが多い。失血でもみられる。

神経【中枢神経】
- ミトコンドリア脳筋症　ミトコンドリアのエネルギー産生異常で酵素異常。
- 亜急性壊死性脳脊髄症（リー症候群）　チトクロムｃ酸化酵素の低下、ビリルビン酸脱水酵素系の欠損がある。常染色体劣性遺伝が多い。
- 白質ジストロフィー　白質のびまん性変性である。
- 脱髄疾患　髄鞘（ずいしょう）が障害される疾患群。脱髄とは神経線維皮膜の髄鞘の破壊のことだ。
- 多発性硬化症（MS）　脱髄疾患で大脳から脊髄の中枢神経の白質に多発する脱髄斑をみる。錐体路症状、小脳症状、視神経炎、脳神経障害、脊髄症候から視力障害や四肢麻痺など神経症状が長期・不規則に起こる。中枢神経ミエリンの成分・塩基性蛋白（BP）を抗原とする自己免疫疾患、スローウイルス感染説が有力である。
- アルツハイマー病　認知症の原因のひとつ。日本の認知症患者250万人のうちの60％を占める。遅発性で原因は不明。50歳以降に発症し、脳全体の萎縮から進行性の認知力低下が起こる。短期記憶の喪失が徴候で、家族が最初に気づく場合が多い。症状の中心は物忘れで、物忘れの頻度が多く、範囲が広く、その程度が病的に重くなる。1期は物忘れはするが仕事や家事はできる。2期では字が書けなくなったり道具が使えなくなって、物忘れの頻度が多く、2期後半では他人の介助が必要になる。3期になると身体の動きが悪くなり支障が出てきて、2期後半では他人の介助が必要になる。3期になると身体の動きが悪くな

り、車椅子や寝たきり生活になる。完治や治療はのぞめないので早期発見し、進行を遅らせることが主眼になる。MRIでアミロイド沈着を発見することが早期発見のために有効である。組織学的に神経細胞変化、脱落、神経原繊維変化、老人斑、βアミロイドの沈着を認める。

荻原浩『明日の記憶』はアルツハイマー病に罹った妻と夫の物語だ。

脊髄小脳系に主座があるもの

・**フリードライヒ失調症** 脊髄の後索と側索の脊髄小脳路の変性疾患で、10歳で歩行時のふらつきを発症し、10年くらいかけてゆっくり進行する。

運動神経に主座があるもの

・**ミオクローヌス** 単一の筋、筋群に生じる短い筋収縮。代謝障害では尿毒症、変性疾患ではアルツハイマー病、進行性ミオクローヌスてんかん、遅発ウイルス感染では亜急性硬化性全脳炎、プリオン病ではクロイツフェルト・ヤコブ病などが原因となり出現する。

・**筋萎縮性側索硬化症（ALS）** 運動ニューロン障害で40歳以降に発症し歩行障害、筋力低下、構語障害、嚥(えん)下障害が片側性に始まり両側へ進み、やがて情動が制御不能に陥り、最後は呼吸筋麻痺で死亡する。外眼筋（眼球を動かす筋）や性機能、肛門括約筋や尿道括約筋は最後まで冒されない。脊髄前角の大型神経細胞、ベッツの巨細胞の高度脱落をみる。

大脳基底核に主座があるもの
（大脳基底核＝大脳中心部で淡蒼球、線条体〈尾状核＋被殻〉、前障、扁桃核、視床下核〈ルイス体〉の総称）

・**パーキンソン病** 1817年にパーキンソンが報告した黒質―線状体のドーパミン作動性神経の変性で運動緩慢、寡動、無動、筋固縮、振戦、姿勢不安定を主症状とする疾患。黒質のメラニン色素淡明化、メラニン含有細胞の高度変性がある。

帚木蓬生の小説『エンブリオ』では、パーキンソン病が関わっている。

92

- **パーキンソン症候群** 振戦、固縮、無動、パーキンソン様歩行を呈する疾患群。パーキンソン病の他には血管障害性パーキンソニズム、オリーブ橋小脳萎縮症脊髄小脳変性症を合併することが多い線状体黒質変性症（SND）、パーキンソニズムに自律神経失調症（起立性低血圧など）を伴うシャイ・ドレーガー症候群などがある。
- **ニューロパチー** 末梢神経障害。神経伝導速度が低下する。末梢神経は運動性、感覚性、自律性の3種があり、症状は多彩になる。
- **ギラン・バレ症候群** 急性感染性多発神経根神経障害とも呼ばれ、節性脱髄でウイルス、マイコプラズマ感染後、又はワクチン接種後に起こる。1916年、ギランとバレにより、予後良好な多発神経根炎として記載された。急性の運動麻痺は下肢から始まり上肢へ広がる。慢性再発性は完全治癒が難しいが、軽症例は自然治癒する。
- **末梢性顔面神経麻痺（ベル麻痺）** 顔面麻痺のうち急性発症で、一側の全顔面表情筋の完全、あるいは不全麻痺で、中枢神経疾患の徴候がなく、耳疾患や後頭蓋か疾患の徴候もないもの。

骨格【筋肉・骨】

- **壊血病** ビタミンC不足で骨化が進まず、骨形成不全となる。日本ではほとんどみられない。
- **くる病** ビタミンD不足で軟骨、類骨の過剰産生、石灰沈着不良で柔らかい骨が形成される。
- **巨人症** 成長ホルモンの過剰産生で、骨端線が閉鎖前の場合。
- **末端肥大症** 成長ホルモン過剰産生で、骨端線が閉鎖してからの機能亢進。

3 商売

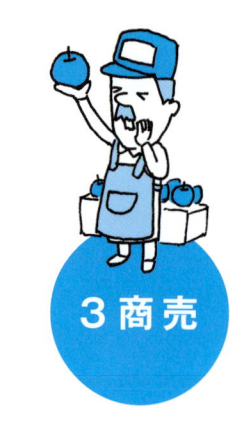

循環障害・内分泌障害

　農家がコメを収穫し、猟師が動物を狩り、漁師が魚を捕るだけでは国は栄えない。自分たちが食べたらそれでおしまいだし、他のものは食べられないからだ。そのために商売が成立する。農家はコメを商人に売り、お金を得て、他の肉や魚を買って食べる。

　消化管を農家や漁師とすると、肝臓や膵臓は消化液を出すので、食肉業者に相当するかもしれない。肉をタンパク質と脂質に分解し、血液中に吸収する。これはばら売りされた肉、あるいは交換されたお金になるだろう。肝臓も自分が生きていくためにコメを食べるから、血液中からブドウ糖を吸収する。こうして栄養素をあちこちに供給する役割を果たすのが循環器系の仕事だ。

　物資流通がそのメイン業務だ。

　商人とは違い、商品を売ると同時に廃棄物を引き受けている。その意味では新しい冷蔵庫を買う時に、古い冷蔵庫の廃棄もしてくれる電器屋さんに似ている。物資を運ぶのは血液系で、運送業に相当する。ただし血液系には3種の役割があり、そのうち赤血球という赤い車が運送業にあたる。白血球という白い車は警察のパトカー、血小板という赤いミニカーは道路修繕車だ。同時にゴミ収集も行なっている。これは見方を変えれば、ゴミの流通だ。

　内分泌臓器はホルモンを産生する。ホルモンは生理的活性がある物質で、外部の情報や変化により内分泌器官で産生され、血液を通じ標的となる臓器に作用する遠隔操作型の物質だ。内分泌

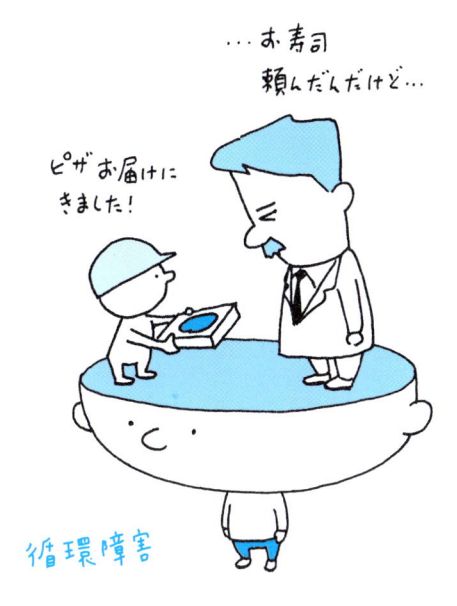

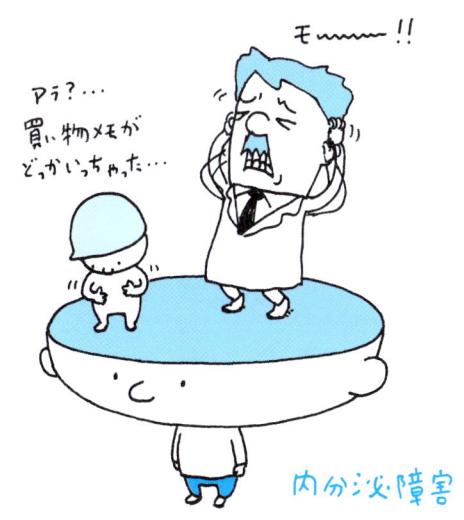

第 2 章　病気について、一気に語ろう

…お寿司頼んだんだけど…

ピザお届けにきました！

循環障害

モーーー！！

アラ？…買い物メモがどっかいっちゃった…

内分泌障害

は、そうした流通を、情報を流し微調整する。魚が足りなければもっと魚を、コメが不足していればコメの増産をするよう情報を流す。充足したら不足情報を撤回する。それがフィードバック・システムだ。

循環器のヤマイ——循環ポンプが壊れたら、物流が破壊される

循環器は心臓から大動脈が出て臓器ごとに枝分かれし、末梢で毛細血管という網目になる。それから動脈に並行した静脈に戻り大静脈となり心臓に帰る。心臓が拍動すると血液が血管内を流れ全身に至り、組織は血液から酸素や栄養素を受け取る。循環の仕組みは機械的で単純だ。

循環障害には、局所と全身がある。

局所循環

- **充血・うっ血** 局所の拡張血管で血液量が増加した状態。動脈性は充血、静脈性はうっ血だ。
- **虚血** 血液供給が減少・消失することで、低酸素血症で組織障害になる。
- **梗塞** 乏血性の壊死である。
- **出血** 赤血球が血管外に出ることで、血管壁が破綻したものを破綻性出血、破綻部位が不明の場合を漏出性出血という。

全身循環

- **血栓症** 血液が凝固してできた血栓で循環障害が起こる。
- **塞栓症** 血栓・異物で血管、リンパ管が閉塞する。血栓が多く、ついで細胞塊、胎盤片、腫瘍細胞)、脂肪塞栓(骨折や脂肪組織挫滅)、空気塞栓(150cc混入で死ぬ、細菌、寄生虫(アメーバ赤痢、住血吸虫)がある。
- **梗塞** 機能的終末動脈(心臓、肺、腎臓など)が閉塞し、組織に乏血性壊死が起こる。
- **ショック** 血圧が進行性に低下する。血管容積と血液量の不均衡による末梢循環障害が起こ

り全身組織の酸素が欠乏する。

心筋梗塞と狭心症

心臓は全身の臓器に、栄養と酸素を運ぶ血流を駆動する動力源のポンプだが、心臓の機能を維持するためには心臓自身にも血液供給が必要だ。その役割を果たすのが大動脈基部から分岐する冠状動脈で、その血管が狭くなったり詰まったりすると、心筋への血流が不足して狭心症になる。血管が閉塞するとその先の組織が壊死になり、心筋梗塞になる。

狭心症は一過性心虚血による全胸部の不快感、圧迫感を伴う。激しい前胸部痛が初発症状で安静、またはニトログリセリンの投与で改善する。こうした処置で胸痛が軽減しない場合は心筋梗塞を疑う。ただし糖尿病では無痛性の心筋梗塞が起こることもある。

心筋組織が壊死して心筋梗塞になると、トロポニン、CK、LDH、白血球などの値が上昇する。心筋梗塞の発生部位は心電図の6誘導図で異常Q波が出現する部位から特定できる。

心筋梗塞の治療はモルヒネ、アスピリン、ニトログリセリンの投与、酸素吸入を行なう。心臓カテーテル療法で狭窄部を広げる。ついで血栓溶解療法（PTRC）、冠状動脈バイパス術などが行なわれる。

■ 血圧——血圧は正常でも上がるけれど……

血圧は心拍出量と末梢血管抵抗で決まる。電圧（血圧）が電流（心拍出量）と抵抗（末梢血管抵抗）で決まるオームの法則と同じだ。運動すれば血圧は上がるが、それは異常ではなく生理的対応だ。なので血圧の異常を論じる場合、安静時血圧が対象になる。2009年に日本高血圧学会が策定した正常血圧では、収縮期130mmHg以下、拡張期85mmHg以下とされる。

血圧関連の制御機構

血圧のシステムは複雑で何系統かある。覚える必要はないが、理解してほしい。

① レニン―アンギオテンシン系

レニン（蛋白分解酵素）がアンギオテンシノーゲンをアンギオテンシンⅠ（AT-Ⅰ）に加水分解し、さらに血漿中の変換酵素ACE（アンギオテンシン転換酵素）がAT-Ⅱに変換し、末梢血管に作用し血圧が上がる。AT-Ⅱはアルドステロン分泌を亢進させる。

② キニン―カリクレイン系、プロスタグランジン系

ブラディキニン（腎の遠位尿細管で産生）、フォスフォリパーゼA2（尿細管上皮細胞）を活性化し、プロスタグランジンを産生する。血管拡張、ナトリウムイオン排泄作用で血圧が下がる。

③ アルドステロン（副腎皮質）

尿細管に作用し、ナトリウムイオンを貯留し、カリウムイオンを排出させることで、血圧を上昇させる。

④アドレナリン、ノルアドレナリン（副腎髄質）
末梢血管を収縮させ昇圧する。
⑤バソプレッシン（ADH・抗利尿ホルモン）
水再吸収を亢進し尿量を減少させ、血圧を上昇させる。

血圧の異常

低血圧は血圧が低い状態で、高血圧は血圧が高い状態だ。高血圧は血圧の数値に定義があり、収縮期130mmHg以上、拡張期85mmHg以上の片方、もしくは両方となる。

高血圧状態が続くと、小血管が破綻しやすくなる。WHOによる本態性高血圧の病期分類では、問題になるのは2期以降で、2期は①左心室肥大、②細動脈狭窄、③蛋白尿、④血漿クレアチニン軽度上昇のうち少なくともひとつがある、というものだ。3期は臓器障害、右心不全、脳出血、高血圧性脳症、網膜出血などが出現するが、高血圧は血管障害が問題で、特に脳血管と腎血管障害の影響が大きい。

二次性高血圧は他の疾患が原因となり、高血圧になる状態を指す。腎性高血圧は右の血圧関連の制御機構①〜⑤のうち①の亢進と、②の産生低下により起こる。内分泌性高血圧は副腎腺腫によるコン症候、①の抑制が起こると末梢血管抵抗増大で昇圧するため、③の原発性アルドステロン症になることで起こる。

褐色細胞腫はカテコラミンを産生する副腎髄質クロム親和性細胞の腫瘍で④が原因である。

・**クッシング症候群** 下垂体性、副腎性、異所性があるが、いずれの場合も、コルチゾルの分泌過剰により血圧が上昇する。

■ 心臓・血管の循環障害

心臓

血液を送り出す筋肉ポンプで、心筋が共同して収縮、弛緩を繰り返す連動である心臓の拍動は、電気刺激で達成される。

心筋の電気的興奮は右心房の洞房結節が興奮し、心房を介して右心房の下部にある房室結節を興奮させる。そこからヒス束、プルキンエ線維と電気興奮が伝わり、順次心筋が収縮していく。この電気の通り道を刺激伝導系という。この伝達異常が不整脈だ。

・**不整脈** 心拍数やリズムが一定でない状態で、心電図上に異常所見をみる。これに対し正常脈は医学用語では正常洞調律と呼ぶ。不整脈の原因は、スタートの刺激生成が乱れる刺激生成異常、刺激が伝わる経路に問題がある刺激伝導異常、伝導異常が刺激生成につながるリエントリーがある。回復しなければペースメーカーを入れる。

【刺激生成異常】

・洞頻脈　脈拍が速くなるものをいう。
・発作性頻拍　頻拍が発作的に起きる。
・洞徐脈　脈拍が遅くなるものをいう。
・細動　筋肉が無秩序に収縮するもの。心室細動と心房細動がある。
・期外収縮　洞房調律リズムが外れたイレギュラーな収縮。

【刺激伝導異常（ブロック）】

・洞房ブロック　洞房結節から房室結節に至る途中の伝導障害。

- **房室ブロック** 房室結節から先の心室の心筋の興奮が作動しない状態。
- **脚ブロック** ヒス束から先を脚と呼ぶが、その部分の伝導障害。
- **WPW症候群** 短いPQ時間と機能的脚ブロック。
- **弁膜症** 心臓弁の異常。四つの弁（P肺動脈弁、T三尖弁（さんせんべん）、A大動脈弁、M僧帽弁）すべてにS狭窄、R閉鎖不全が起こる。僧帽弁閉鎖不全（M+R）のようにすべての組み合わせが存在する。先天性、後天性の両方が起こりうる。心音と心雑音のパターンで診断できる。

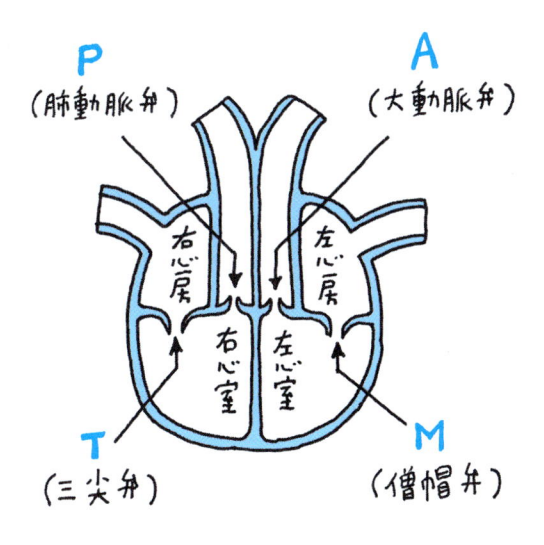

P（肺動脈弁）
A（大動脈弁）
右心房
左心房
右心室
左心室
T（三尖弁）
M（僧帽弁）

- **心筋症** 1891年、クレールが解剖症例を報告し、1960年世界保健機関（WHO）が国際心臓連合（ISFC）との合同委員会で「原因不明の心筋疾患」と定義した。心筋症は肥大型（HCM）、拡張型（DCM）、拘束型（RCM）の3種に分類されている。現在は「原因不明の心臓の機能障害を伴う疾患」と再定義されている。症状は心機能低下に基づくが、突然死をきたす場合もある。
  - **肥大型（HCM）** 心筋が肥大し、心室内腔容積が減少する。
  - **拡張型（DCM）** 心筋の収縮力が低下し、心内腔が拡張する。
  - **拘束型（RCM）** 心室の収縮力は正常だが、左心室が固く、拡張しない。

薬物療法による対症療法では、心筋の負荷を減らすためβブロッカーを用いる。この他、心臓移植がある。拡張した心筋を縫縮するバチスタ手術、須磨久善が発展させたSUMA手術もある。『チーム・バチスタの栄光』や、バチスタ手術の導入に尽力した心臓外科医の評伝、『外科医 須磨久善』を読んでもらうと理解が深まるだろう。

血管

- **大動脈瘤** 大動脈の一部が拡張する。胸部は梅毒性と動脈硬化性、腹部は動脈硬化性が多い。
- **解離性大動脈瘤** 特発性中膜壊死で動脈壁が裂けていくもので、マルファン症候群に併発する。解離の度合いを示すデュベーキー分類でⅠ型、Ⅱ型、Ⅲa型、Ⅲb型の4タイプがある。
- **静脈血栓** エコノミークラス症候群などで深部静脈血栓症がみられる。
- **間歇性跛行**（かんけつせいはこう） 歩いているとしばらくして痛くなり、びっこを引きはじめる病態。血管障害のことが多く、閉塞性動脈硬化症やバージャー病などでみられる。

- レイノー現象　発作的に四肢末梢に乏血をきたし皮膚が蒼白、チアノーゼになり、回復すると充血が起こる。レイノー病は原因不明のもので、女性に多い。

■ 各臓器における循環障害の病気

女性器【子宮】
- 子宮出血　月経以外の不正出血のこと。

呼吸器【肺】
- 肺鬱血　心機能が低下すると肺に血流が鬱滞する。
- 肺塞栓症　血栓、脂肪塊、腫瘍、異物が詰まり肺動脈が閉塞する。肺は終末動脈形式を取るため、血管が詰まると部分的に梗塞に陥る。
- 肺高血圧症　通常の肺動脈圧は10mmHgだが、25mmHgを超える。

消化管【食道・胃・小腸・大腸】
- マロリー・ワイス症候群　アルコール過飲で嘔吐の際、粘膜が裂傷し出血する。
- 食道静脈瘤　門脈圧亢進による下部食道静脈瘤うっ血。肝硬変が原因。エタノール注入による凝固療法、ザングスターケン・ブレイクモア管で圧迫止血、食道離断術が実施される。194ページ参照。
- 胃潰瘍
- 腸間膜動脈閉塞症　腸管膜動脈が閉塞し、血管支配領域が壊死を起こす。

- 内痔核　いわゆる痔のことで、直腸静脈叢のうっ滞により静脈瘤を形成する。

消化器【肝臓】
- 肝鬱血　右心房と肝静脈が近く、右心への血流還流が阻害されると起こる。肝臓の血流は動脈と門脈の二重支配なので、肝臓では梗塞は起こりにくい。
- 門脈圧亢進　門脈〜下大静脈に至る経路の通過障害。門脈閉塞、肝静脈閉塞。
- バッド・キアリ症候群　肝静脈出口に血栓ができ、肝臓の高度うっ血をみる。

泌尿器【腎臓】
- 腎性高血圧　レニンの分泌増加やプロスタグランジンの減少をみる。
- 腎梗塞　腎臓は終末血管構造なので、血栓や塞栓により梗塞になる。
- 溶血性尿毒症症候群（HUS）　溶血性貧血、血小板減少症、高血圧、急性腎不全を呈する。
- 良性腎硬化症　中等度の高血圧に併発。細動脈の硝子様変化、小動脈内膜肥厚をみる。
- 悪性腎硬化症　悪性高血圧の時にみられ、70％で尿毒症を併発して死ぬ。糸球体のフィブリノイド壊死をみることが多い。

循環器【心臓】
- 狭心症、心筋梗塞　97ページ参照。

神経【中枢神経】
　脳は終末動脈で血管がつまると支配領域が壊死、梗塞となる。脳は機能が局在しているため、

第 2 章　病気について、一気に語ろう

その部位のダメージが症状として出てくる。

- **一過性脳虚血（TIA）**　虚血症状が24時間以内に回復するもの。
- **可逆性虚血性脳障害（RIND）**　虚血症状が24時間以上続くが3週間以内に回復する。
- **脳出血**　高血圧性が多い。実質を穿通している小動脈の破綻である。
- **くも膜下出血**　くも膜下腔の出血で、脳動脈瘤破裂が原因のことが多い。
- **もやもや病**　脳動脈の狭窄、又は閉塞で、脳底部に異常血管網ができる。異常血管網は側副路の可能性が高い。血管造影で網状異常血管がもやもや見えるので名付けられた。日本人に多い。1969年鈴木二郎と高久晃が発見した。

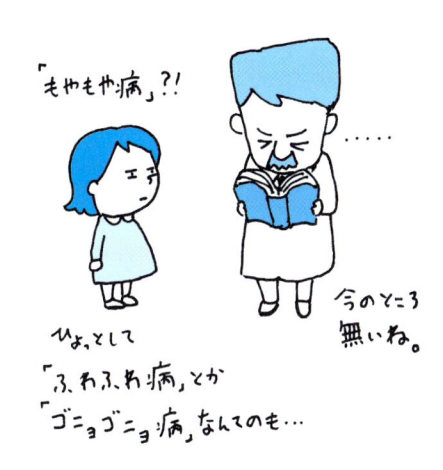

「もやもや病」？！

ひょっとして「ふわふわ病」とか「ゴニョゴニョ病」なんてのも…

……

今のところ無いね。

■ 3種の血球が果たす、3種の大切な業務

血液中には赤血球、白血球、血小板という3種類の血球があり、それぞれ役割が違う。

赤血球は酸素を全身に運び二酸化炭素を排出する物資運搬トラックだ。血小板は出血の際に凝血させ、出血を止める、道路修繕車だ。白血球は異物を攻撃し身体を防衛する、犯罪者を取り締まるパトカーだ。それらに異常が起これば、当然病気になる。

血球の発生は系統立っていて三球系に共通の全能性幹細胞（CFU−S）があり、骨髄系幹細胞とリンパ系幹細胞にわかれる。骨髄系幹細胞は赤血球系と顆粒球―マクロファージ系、好酸球系、好塩基球系、巨核骨髄球―血小板系になる。リンパ系幹細胞はTリンパ球とBリンパ球に分化する。

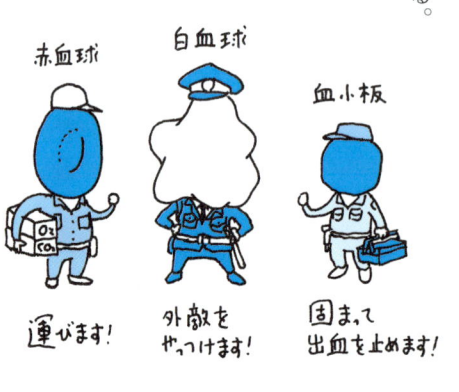

赤血球
運びます!

白血球
外敵をやっつけます!

血小板
固まって出血を止めます!

106

赤血球の異常——酸素の運搬に支障が起こる

- **貧血** 貧血という言葉は脳虚血みたいな症状にも使われる。か弱い女子中学生が朝礼でくらりと倒れる、アレだ。貧血になると酸素供給が不充分になるから、脳虚血症状が起きても不思議はない。でも本当の貧血は酸素運搬がうまくいかないために起こる。貧血は、一定の血液中に含まれる赤血球の減少、あるいは血色素量の減少により生じた組織の酸素不足である。赤血球の形により大球性、正球性、低色素性小球性の3種に分類される。さらにそれが原因によって細分化されているのを次に示す。

貧血の、赤血球による形態的分類

【大球性貧血】
- **巨赤芽球性** a ビタミンB_{12}欠乏 悪性貧血 b 葉酸欠乏
- **大球性非赤芽球性貧血** a 網状赤血球減少 b 網状赤血球増加

【正球性貧血】
- 急性出血性貧血
- 溶血性貧血 a 先天性 球状赤血球貧血、血色素異常（HbS、HbM）
  b 後天性 新生児溶血性貧血、自己免疫性溶血性貧血、発作性夜間血色素尿症
- 骨髄低形成 再生不良性貧血、続発性貧血

【低色素性小球性貧血】
- ヘモグロビン合成障害 鉄欠乏性貧血（吸収不良、慢性出血、需要量増加）
- ヘム合成障害 鉄芽球性貧血 ALA合成障害、ビタミンB_6欠損

貧血のもうひとつの分類——先天性と後天性

前項は赤血球の形態でわけたものだ。次に先天性か後天性かで貧血をわけてみよう。

【先天性貧血】

- ポルフィリン合成障害
- グロビン合成障害　サラセミア
- トランスフェリン先天的欠損
- 伝性球形赤血球症　ナトリウムの透過性亢進による。脾臓摘出で改善。
- 鎌形赤血球症　低酸素状態で赤血球が鎌形になる。ヘモグロビンβ鎖6番目タンパク質はグルタミン酸が正常だが、バリンに置き換わりヘモグロビンS（HbS）になる。
- サラセミア　グロビン遺伝子の異常、すべてのヘモグロビン合成異常を含むが狭義にはα、またはノンαグロビン鎖の合成欠損で起こる小球性溶血性貧血を指す。重症型と軽症型がある。

【後天性貧血】

- 溶血性貧血　赤血球破壊の貧血で黄疸、ビリルビン血症、ヘモジデローシス。
- 胎児性赤芽球症　母親がRh（−）で胎児がRh（＋）だと、母親に免疫反応でRh（＋）抗原に対する抗体ができ、胎盤を通過し胎児の赤血球を攻撃し、溶血性貧血を起こす。
- 自己免疫性溶血性貧血（AIHA）　赤血球不完全自己抗体による溶血性貧血でSLE、悪性リンパ腫、ウイルス感染に続発する。
- 発作性夜間血色素尿症（PNH）　DAFとHRFという、血球膜上に存在する2種の補体抑制酵素の欠損で起こる。

赤血球形成障害による貧血

- **鉄欠乏性貧血** 鉄分の不足により、ヘモグロビン形成が乏しくなる。
- **巨赤芽球性貧血** ビタミンB12、または葉酸欠乏により、巨赤芽球が増生。
- **悪性貧血** 胃壁細胞減少で内因子（IF）が減少し、ビタミンB12吸収障害により起こる。白髪になるのが特徴的とされる。
- **再生不良性貧血** 原因不明。軽症から予後不良の最重症性型に分類される。

血小板の異常 ── 血液凝固に支障が起こる

出血素因とは出血が止まりにくい状態になることを指すが、この場合、血液凝固システムに異常が起こっている。これには凝固因子異常と血小板異常という二通りの系統がある。

【凝固因子異常】

- **血友病** 古来から有名な病気で、性染色体X遺伝子上の血液凝固因子の遺伝的異常である。伴性劣性のためほとんど男子に起こり、X遺伝子を2本持つ女性では滅多に発症しない。ホモ接合になれば女性も発症する理屈だが、実際はほとんどいない。
- **血友病A** X長腕（Xq28）に局在するⅧ因子欠損である。
- **血友病B** X長腕（Xq26—27）に局在するⅨ因子欠損というタイプである。
- **播種性血管内凝固（DIC）** 凝固亢進でフィブリノーゲンが消費され、出血傾向になる。

【血小板異常】

血小板抗原に対する自己免疫疾患。血小板形成障害と血小板寿命の短縮が起こる特発性血小板減少性紫斑病（ITP）がある。血小板無力症は常染色体優性遺伝の血小板の機能異常で粘

着性、凝集性を欠く。

- **壊血病**　日本では稀。ビタミンC欠乏。ビタミンC代謝異常の項、69ページ参照。
- **紫斑病**　紫斑は皮下、粘膜下の出血斑で、大きさで点状、斑状、びまん性にわける。血管などいしは血小板異常のことが多く、凝固系異常は少ない。
- **シェーンライン・ヘノッホ紫斑病**　β溶連菌感染後のアレルギー反応と考えられている。皮膚病変部や腎糸球体に免疫複合体の沈着がみられる。
- **特発性血小板減少性紫斑病（ITP）**　自己抗体が結合した血小板が網内系で処理されることにより、血小板減少をきたすと考えられている。
- **血栓性血小板減少性紫斑病（TTP）**　多彩で原因はADAMTSBという酵素に対する自己抗体が産生され、全身に微小血栓が生じるために起こる。ステロイド、アスピリン、血漿交換が行なわれる。

血液凝固の仕組み──鼻血はなぜ止まる？
出血すると、血液凝固カスケードが活性化する。13ある凝固因子が順に活性化し最終的に凝血塊を生成する。このシステムに異常があれば「出血傾向」になる。血液凝固異常は凝固因子の異常もしくは血小板の異常によって起こる。

白血球の異常──外的排除に支障が起こる
腫瘍・免疫の項、126ページ参照。

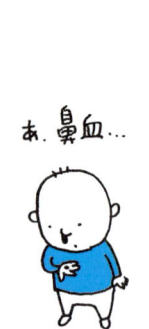

第 2 章　病気について、一気に語ろう

血液凝固の仕組み

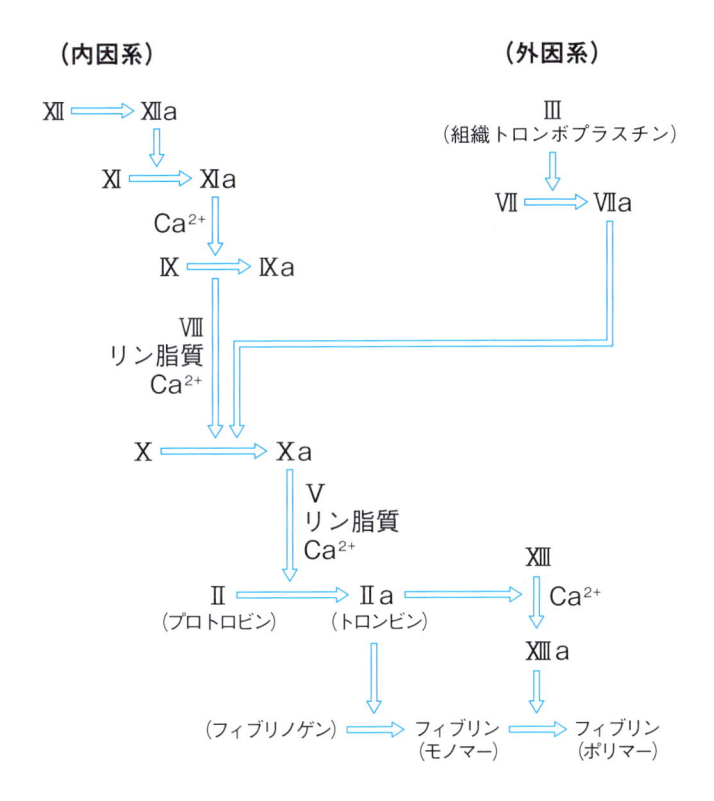

（内因系）

$XII \longrightarrow XIIa$

$XI \longrightarrow XIa$

Ca^{2+}

$IX \longrightarrow IXa$

VIII
リン脂質
Ca^{2+}

$X \longrightarrow Xa$

V
リン脂質
Ca^{2+}

II $\longrightarrow$ IIa
（プロトロビン）（トロンビン）

（外因系）

III
（組織トロンボプラスチン）

$VII \longrightarrow VIIa$

XIII
Ca^{2+}

XIIIa

（フィブリノゲン）$\longrightarrow$ フィブリン $\longrightarrow$ フィブリン
　　　　　　　　　　（モノマー）　　（ポリマー）

ローマ数字Ⅰ〜XIIIは血液凝固因子、小文字のaは、活性型。血中や組織中にある血液凝固因子が活性化すると、次の凝固因子が活性化する。そして連鎖的に次々と凝固因子が活性化していき、最後に凝固因子XIIIであるフィブリノゲンが水溶性フィブリンとなり、それが重合して不溶性フィブリンとなり、線維になって止血される。

内分泌障害──ホルモンという注文票をやり取りして、カラダ維持を円滑に

内分泌系の正常機構

内分泌系の臓器は主に脳下垂体、甲状腺、副甲状腺、副腎、膵臓のこと。腎臓も内分泌機能を果たすが内分泌器官と呼ぶ時には仲間から外れることが多い。

内分泌臓器はホルモンを産生する。

ホルモンは生理的活性を持つ物質で、外部情報や変化により内分泌器官で産生され、血液を通じて標的臓器に作用する、遠隔操作型の物質だ。

まず『トリセツ・カラダ』に掲載したホルモン一覧表を眺めてみよう。

松果体──メラトニン

下垂体──前葉と後葉にわかれ、上部は視床下部とつながる。後葉は中枢神経で神経下垂体と呼ぶ。前葉は外胚葉由来の腺性下垂体。種々のホルモンを産生するが産生細胞は決まっている。

下垂体前葉──TSH：甲状腺刺激　PRH：乳腺刺激　GH：成長ホルモン　ACTH：副腎皮質刺激　LH：卵巣・黄体刺激　FSH：卵胞刺激　MSH：メラニン細胞刺激

後葉──オキシトシン（子宮収縮）　バゾプレッシン（抗利尿）

甲状腺──T4：チロキシン　T3：トリヨードチロシン　CT：カルシトニン（C細胞：血中カルシウム低下、リン酸塩上昇）

112

第2章　病気について、一気に語ろう

上皮小体──PT・パラソルモン（血中カルシウム上昇、リン酸塩低下）
副腎皮質──アルドステロン（鉱質）　コルチゾル（糖質）　アンドロゲン（男性）
　　髄質──エピネフリン・ノルエピネフリン
腎臓──エリスロポエチン（赤血球増生）　レニン（血圧上昇）
卵巣──エストロゲン（卵胞）　プロゲステロン（黄体）
精巣──テストステロン（男性）
膵臓・ランゲルハンス島
　　A細胞　グルカゴン（血糖上昇）　B細胞　インスリン（血糖下降）
　　D細胞　SST・ソマトスタチン（成長ホルモン、インスリンの分泌抑制）

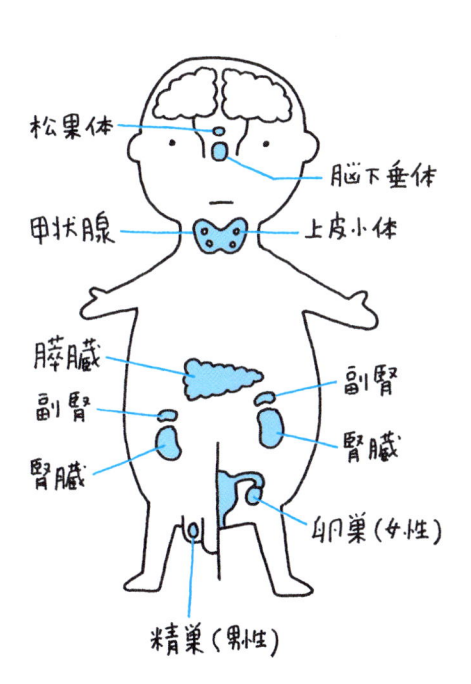

松果体
脳下垂体
甲状腺
上皮小体
膵臓
副腎
副腎
腎臓
腎臓
卵巣（女性）
精巣（男性）

113

内分泌系のヤマイ

内分泌障害は、機能亢進症（ホルモン過剰）と機能低下症（ホルモン欠如）が起こる。ホルモンの性質を把握し、機能亢進症なら性質増加、機能低下症なら性質減少と理解すればよい。

脳下垂体

- **下垂体腺腫** ホルモン産生がある場合、過剰産生ホルモンにより乳汁分泌（プロラクチノーマ）、巨人症、クッシング症候群（副腎皮質ホルモン過剰）になる。
- **尿崩症** 抗利尿ホルモン（ADH）欠損。多尿と低張尿。

甲状腺

- **バセドウ病** 甲状腺機能亢進症。メルゼブルグ三徴（甲状腺腫、心悸亢進、眼球突出）を認める。TSHレセプター抗体を認める。
- **クレチン病** 小児の甲状腺機能低下症。成人は粘液水腫と呼ぶ。
- **橋本病** 自己免疫疾患として発見された最初の病気でもある。慢性甲状腺炎とも呼ばれ、甲状腺全体に高度なリンパ球浸潤像を呈し、抗ミクロソーム抗体、抗サイログロブリン抗体を認める。1912年に九州大学の内科医・橋本策がドイツの学術誌に発表した。
- **甲状腺腫** 代謝性増殖でびまん性と結節性がある。通常は機能正常が多いが、甲状腺ホルモン産生異常を伴うこともある。
- **甲状腺腺腫** 良性腫瘍。
- **甲状腺癌** 乳頭癌、濾胞癌、髄様癌、未分化癌の4種がある。未分化癌は予後が悪いが、他は比較的によい。髄様癌は内分泌器官腫瘍と合併することがある。132ページ参照。

副甲状腺（上皮小体）

- **機能亢進症** 高カルシウム血症だが無症状が多く、症状としては口渇、多飲、多尿、尿路結石など。
- **機能低下症** 低カルシウム血症。骨格異常が見られ、患者は背が低くなる。

副腎

副腎皮質の機能亢進症は、産生ホルモンにより3種ある。

- **クッシング症候群** 糖質コルチコイド過剰で高血糖、肥満、骨粗鬆症をみる。
- **原発性高アルドステロン症** 高ナトリウム血症から高血圧になり、低カリウム血症から筋力低下をみる。また心伝導系異常、周期性四肢麻痺、腎障害もみる。
- **副腎性器症候群性** アンドロゲン産生腫瘍で女性の男性化を認める。
- **アジソン病** 機能低下症で衰弱、易疲労性、悪心、嘔吐、全身衰弱をみる。
- **副腎髄質癌** 褐色細胞腫はアドレナリン産生で、高血圧になる。133ページ参照。

膵臓（ランゲルハンス島）

機能障害に糖尿病がある（前述）。腫瘍はホルモン産生し様々な症状を呈する。133ページ参照。

- **インスリノーマ** 膵島β細胞の腫瘍でインスリンを過剰に産生する。
- **グルカゴノーマ** グルカゴン産生過剰。軽度糖尿、壊死性皮膚炎を呈する。
- **ガストリノーマ（ゾリンガー・エリソン症候群）** 1955年に発見された。消化性潰瘍、治療抵抗性胃過酸症、非β細胞性膵ラ氏島腫瘍を三徴とする。

4 紛争

新生物（腫瘍）・感染症

残念なことにヒトは同族同士で殺し合うことを止められない生き物らしい。個人的に恨みがあったりヒトのモノが欲しくなったりすると、平気で他人を殺してしまう。国同士で戦争が起これば、大量に殺し合う。平和な毎日を正常状態だとすると、戦争や殺人は非常事態で異常事態だ。

いずれにしても、自分たちの生活を脅かす敵が出現するわけだが、そうした紛争には、二通りある。ひとつは内乱、クーデターだ。もう一つは外国が仕掛けてくる侵略戦争だ。

内乱に相当するのが新生物（腫瘍）で、勝手に増殖しシステムの機能不全を内部から引き起こす。一方、外敵の侵略は病気としてはわかりやすい。人類の最大の関心事のひとつであり続けたから、人類の闘いの歴史でもある。それが感染症だ。

この項目には正常状態は存在しない。この状態になることはすでに異常状態だ。どちらも全臓器が関連することになるので、病気の数は膨大だ。どうかその情報量に呑み込まれず、骨格をきっちりと押さえてほしい。

要するに、まずは個々の病気は読み飛ばし、名前だけでも押さえてくださいね、ということだ。

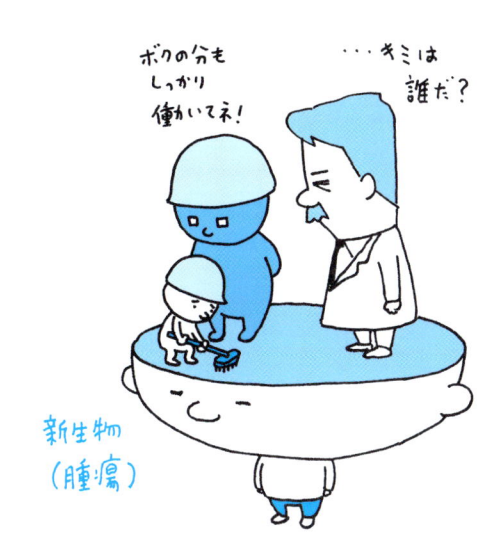

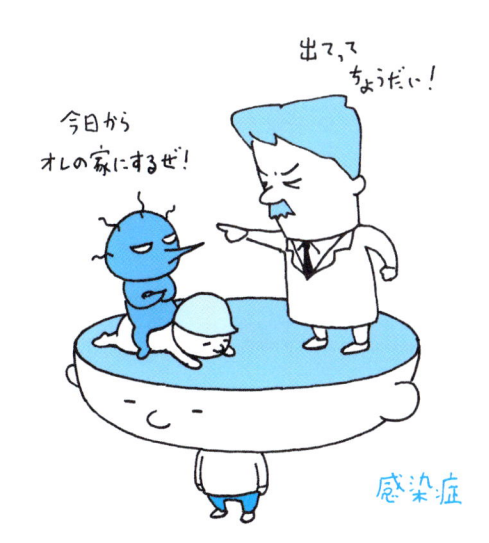

第 2 章　病気について、一気に語ろう

新生物（腫瘍）のヤマイ――周りの都合を考えず、自分勝手に増えてしまうならず者

腫瘍の定義

腫瘍は「組織の自律的な新生」と定義される。「自律的」という言葉がネックで、普通は細胞は自律でなく身体の要請で増殖する。創では欠けた分を補充するため再生し、元通りになると再生は止まる。皮膚の場合、自律的な増殖腫瘍になると皮膚から飛び出た「おでき」になる。これが腫瘍だ。腫瘍細胞が自律的に増殖するのは、細胞増殖を制御する遺伝子システムが破綻しているせいだが、破綻する理由にはさまざまな仮説がある。

腫瘍という考え方の歴史

腫瘍を表す cancer がカニを意味するのは、癌が広がる様子が手足を伸ばしたカニに似ているからだ。2世紀ローマのガレノスは四体液のひとつ、黒胆汁が過剰になり生じると考えた。この考えは16世紀初頭まで力を持っていた。その後19世紀に癌は感染症から誘導されると考える人たちが出てきた。1902年フリーベンがX線の発癌性を見出し、1911年ラウスがニワトリ肉腫の抽出液を注射したところ肉腫が発生したため感染症を発癌原因として疑い、後にラウス肉腫ウイルスと命名した。1915年山極勝三郎、市川厚一が兎の耳にコールタールを塗り発癌させた。感染による癌発症はp53やRB遺伝子のような癌抑制遺伝子機能が抑制され起こることもわかってきた。家族性大腸腺腫症や多発性内分泌腺腫、網膜芽腫では遺伝的要因も考えられている。ウイルス感染以外にも腫瘍の発生原因は多いが、ほとんどは遺伝子異常であるとほぼ確定されている。今では腫瘍の発生原因は遺伝子異常が遺伝子異常を誘起するために起こる。このように

細胞周期と細胞分裂

細胞には寿命があるため、細胞は絶えず遺伝子を複製し、細胞分裂を行ない新しい細胞を作る。この細胞分裂の周期を細胞周期という。G1期は静止期とも いい、ふだんはこの状態にある。細胞分裂が必要になるとDNA合成期（S期）に入る。細胞の核内でDNA合成が行なわれ、DNA量が倍になる。続いて短い静止期G2期である第二間隙期を経て、複製されたDNAが二つの細胞に均等に配分される分裂期（M期）に移行する。以上が正常な細胞分裂の過程だが、このサイクルの過程で異常が起こると癌になると考えられている。

42ページで書いた染色体診断法はフィトヘマグルチニンという薬剤で細胞を刺激しG1期からS期に移動させた後、コルヒチンを加え細胞分裂をM期の中期で停止させることになる。

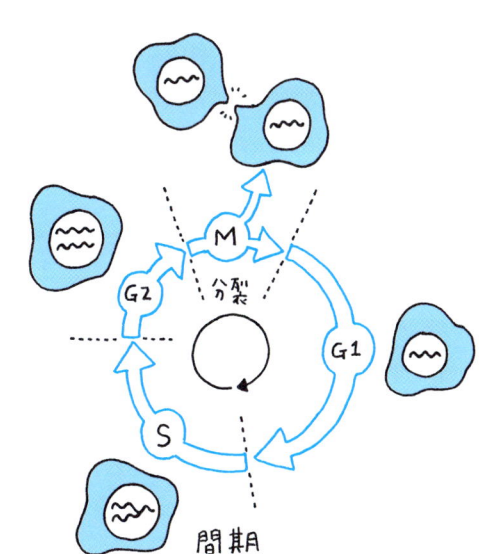

良性腫瘍と悪性腫瘍……癌と肉腫は、どちらも悪性腫瘍

増生の速度が遅く、破壊的でない腫瘍を良性腫瘍という。増生の速度が速く、周囲を破壊し、他の臓器に飛び火するものを悪性腫瘍という。悪性腫瘍をひらがなで「がん」と表記するが、上皮性の悪性腫瘍である「癌」と読みが同じで混乱するのでこの本では使わない。

カラダを傷つけずに胃や腸の内部に到達できる場所はカラダの外側だ。君がミクロ化して口から入るとカラダ表面を覆うという意味では胃の粘膜も皮膚も同じで、上皮という。上皮は外側では皮膚で扁平上皮に、内腔では粘膜で腺上皮に覆われる。上皮を破壊して侵入する内部を実質と呼ぶ。このあたりのことは『トリセツ・カラダ』の36ページを読んでみてほしい。

上皮性の悪性腫瘍を癌、実質性の悪性腫瘍を肉腫と呼ぶ。胃には粘膜が増殖する胃癌と、筋肉が増殖する胃肉腫がある。どちらが多いかは臓器により違う。胃では上皮性の胃癌が多く、内腔は腺上皮で覆われるため腺癌が多い。

腫瘍の分類法に元の臓器とどのくらい似ているかという分け方がある。すごく似ているものを高分化、似ていないものを低分化と呼ぶ。中間は中分化だ。癌細胞の元の臓器が何だかまったく見当がつかず、分化しているように見えない腫瘍は未分化と呼ぶ。つまり悪性腫瘍は顕微鏡観察した組織型の分化度でも分類されるわけだ。

腫瘍は実質と間質で構成される。間質は結合織と血管だ。形態的に腫瘍細胞には特徴がある。その特徴はいくつかあって、たとえば核の大きさが揃わないことを「核の大小不同」と呼ぶ。他にも核の比率が増大し（核細胞質比率の増大）、核クロマチンが増量するなどの所見がある。核分裂像の増加や異常分裂像もみられる。

	上皮の腫瘍	実質(非上皮)の腫瘍
良性	良性上皮性腫瘍	良性非上皮性腫瘍
悪性	癌	肉腫

癌の治療法の基本

悪性腫瘍の治療の基本は切除して取り除くことだ。増殖可能な癌細胞が消失すれば癌は治るから早期発見、早期治療は重要だ。発見が遅れると転移し、癌細胞を取り切れなくなる。

外科手術

手術で癌を摘出する。癌細胞が取り切れれば完治する。早期発見されれば手術で取り切れる可能性が高くなり、完治が見込める。手術は病変部を摘出すれば済むタイプ（子宮癌など）と、摘出後に臓器を再建しなければならないタイプ（食道癌、胃癌など）がある。

化学療法

抗癌剤は代謝回転の速い、成長が速い細胞に効く。このため正常で代謝回転が速い細胞である皮膚、毛髪、白血球、腸上皮などにダメージを与えやすい。その結果、脱毛、易感染、下痢などの副作用がみられる。

- 抗癌剤の種類
- アルキル化剤　細胞内で種々のマイナスイオン物質をアルキル化する。
- 白金化合物
- 代謝拮抗薬　DNAの構成物、プリンやピリミジンのイミテーション。DNA合成阻害葉酸代謝阻害剤、ピリミジン代謝阻害剤、プリン代謝阻害剤など。
- トポイソメラーゼ阻害剤
- 微小管阻害剤
- 抗生物質

122

放射線療法

化学療法と同様に、代謝回転が速い細胞にダメージを与える。これは被ばくが細胞分裂期の細胞にダメージを与えるという原理を治療に応用したものだから当然のことでもある。通常のX線照射に加え、特殊な陽子線照射や重粒子線照射などが確立されている。

アジュバント療法（補助療法）

前記の外科手術、化学療法、放射線療法は主療法であるが、これに対し、補助的に作用し、治療効果を増強させるようなものを指す。免疫療法、ホルモン療法などが効果的である。

癌治療において病期のステージや治療法は年々、刻々と変わる。こうした進歩に対応するため、すべての臓器に『癌取扱い規約』（金原出版）という書籍が学会を中心に策定され、定期的に改訂されている。

癌で死ぬ理由

悪液質という全身の栄養状態の悪化により、ホメオスタシスが破壊されるのが基本である。増殖してはいけない場所で増殖することで特定臓器の機能不全を起こすことも死因になりうる。このため臓器外への進出である転移も死因になる。生前に症状がなく、死後発見されるものをラテント癌（潜在癌）と呼ぶ。

次頁から腫瘍の具体例を挙げていこう。

固形腫瘍の例——ポリープと癌（胃）

胃ポリープ（良性腫瘍）

胃のポリープとは良性の隆起性病変である。単純に形態学的な「山田分類」が有用である。過形成ポリープと腺腫性ポリープの二通りがある。過形成ポリープは、上皮の過形成によるポリープで癌化は稀だ。腺腫性ポリープは、腫瘍性ポリープで10％が癌化する。

▼ポリープの山田分類

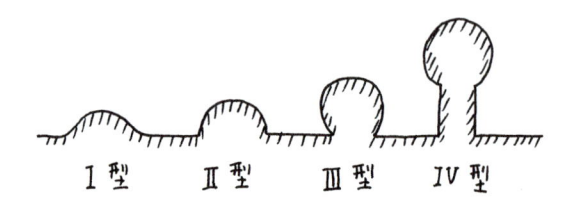

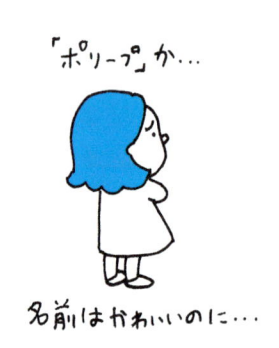

Ⅰ型　Ⅱ型　Ⅲ型　Ⅳ型

「ポリープ」か…

名前はかわいいのに…

第2章　病気について、一気に語ろう

胃癌（悪性腫瘍）

腺癌が多い。乳頭状腺癌、管状腺癌（高分化、中分化、低分化）、膠様腺癌、印環細胞癌に分類される。特殊型に腺扁平上皮癌、扁平上皮癌、カルチノイド腫瘍、未分化癌がある。

早期癌は癌が粘膜層、粘膜下層にとどまりリンパ節の転移の有無は問わない。手術をした場合の5年生存率はほぼ100％である。医学の進歩で、早期発見すれば癌は治る病気になった。

進行胃癌はボールマン分類という形態で分類される。1型は限局腫瘤型、2型は限局潰瘍型、3型は潰瘍浸潤型、4型はび慢性浸潤型である。4型は別名スキルス胃癌と呼ばれ、発見が難しい上に進行も速いために、予後がきわめて悪い。

進行度でステージ分類が変わってくる。当然ながらステージが進むほど予後は悪くなる。ステージ分類は胃壁への浸潤の深さ（深達度）と、他臓器への転移でおおむね決められる。転移には血行性転移、リンパ行性転移、播種性転移がある。

・血行性転移　　肝臓、肺に転移し、骨、脳、腎臓、皮膚など、全身転移する。

・リンパ行性転移　　近傍リンパ節から遠隔リンパ節へ転移する。胸管が左鎖骨下静脈に注ぐためにこうした転移が起こる。左鎖骨上窩リンパ節転移のことをウイルヒョウ転移という。

・播種性転移　　胃表面に顔を出した腫瘍細胞が腹腔内にこぼれ落ちる。ダグラス窩への転移をシュニッツラー転移といい、直腸指診で確認でき、末期癌の指標となる。腹腔で一番低いダグラス窩への転移をシュニッツラー転移といい、直腸指診で確認でき、末期癌の指標となる。化学療法はサポート的だ。放射線治療は胃癌には効かない。

治療は外科的摘出術が第一選択。開腹外科手術の他、内視鏡的切除術も確立されている。

医療小説の金字塔、山崎豊子の『白い巨塔』は医事紛争と医局闘争の書と思われているが、実は胃癌治療小説ともいえる。

液体腫瘍の例——白血病とリンパ腫

白血病

文学の世界で悲劇を書こうとすると、昔は結核が扱われることが多かったが、最近では白血病が主役の座についているような気がする。片山恭一著の300万部突破の大ベストセラー小説、『世界の中心で、愛をさけぶ』のヒロインが白血病であることは有名だ。

白血球の悪性腫瘍である白血病細胞で骨髄がいっぱいになり、正常の造血細胞が増殖できず、赤血球や白血球、血小板すべての血球成分が減少して機能不全になる。急性白血病と慢性白血病がある。白血病細胞には活発に増殖するものと、分裂や増殖せずに、芽球という状態で居続けるドーマント細胞がある。ドーマント細胞は治療抵抗性である。

・急性白血病

急性白血病はFAB分類で分類される。1976年に制定されたこの名称は提唱者の国名であるフランス、アメリカ、イギリス各国の名称の頭文字を取ったものだ。急性白血病の亜型にはくすぶり型白血病もある。白血病は治療をしないと数ヶ月で死亡するが、くすぶり型は治療しなくても長い期間生存するタイプである。

治療は抗癌剤投与だが、骨髄移植も用いられる。治療が奏功した状態を他の癌は治癒と呼ぶが、血球系腫瘍の場合はなぜか寛解という。液体である血液には良性腫瘍は存在しない。

・MDS

血液像で2〜3系統の血球が減少するが骨髄像は正形成、または軽度の過形成で、骨髄細胞に異形成がみられる病態。高齢者に多い。1976年に提唱された概念で、定型的な白血病へ移行することも多く、前白血病段階と考えられる。簡単にいえば「白血病と断言できない

けど、近い将来白血病に変わる可能性が高い状態」だ。

急性白血病FAB分類

(a) リンパ性白血病
L1 小細胞型　L2 大細胞型　L3 バーキット型

(b) 骨髄性白血病（非リンパ性白血病）
M0 未分化型　M1 骨髄芽球性・成熟傾向なし
M2 骨髄芽球性・成熟傾向あり　M3 前骨髄球性
M4 骨髄単球性　M5 単球性
M6 赤白血病　M7 巨核芽球性

(c) MDS (myelodysplastic syndrome)

急性白血病ではある段階の顆粒球が異常に増殖するが、慢性骨髄性白血病は骨髄芽球から成熟顆粒球まで、あらゆる段階の顆粒球が異常増殖する。遺伝子異常が知られ、第22番染色体長腕が第9番染色体に転座するフィラデルフィア染色体が有名だ。9番染色体の発癌遺伝子 c-abl が22番染色体上の bcr 遺伝子に転座し、このタンパク質がチロシンキナーゼ活性を示し発癌につながる。フィラデルフィア染色体は赤芽球、巨核球、Bリンパ球にも見られ、多能性造血幹細胞レベルで発生する疾患だと考えられる。

慢性リンパ性白血病はBリンパ球の腫瘍性疾患で、高齢者に多い。

・慢性白血病

骨髄性とリンパ性がある。骨髄性は顆粒球型白血球が増える。

悪性リンパ腫

リンパ性白血病と混同しやすいが、白血病は血液の癌なのでリンパ腫はリンパ節やリンパ細網組織を構成する細胞の癌で腫瘤を形成する。つまり白血病は液体癌、リンパ腫は固形癌だ。

悪性リンパ腫は、ホジキンリンパ腫と非ホジキンリンパ腫に分類される。

ホジキンリンパ腫は1832年、英国のホジキン博士が発見した。リンパ節、脾臓、肝臓、骨髄を侵す。リードシュテンベルグ細胞、ホジキン細胞という特徴的な形態の異常細胞が出現する。リンパ球優位型（LP）、結節硬化型（NS）、混合細胞型（MC）、リンパ球欠如型（LD）という四型に分類される。化学療法と放射線療法が効き、75％が寛解する。

非ホジキンリンパ腫はリンパ細網部位におけるリンパ系細胞の悪性増殖だ。80％がBリンパ球から発生する。そのひとつ、バーキットリンパ腫は主に小児に発生するBリンパ腫で、風土性（アフリカ人）、散発性（非アフリカ人）、免疫不全関連型がある。

その他、濾胞性リンパ腫、細網肉腫などを含む。

悪性リンパ腫関連疾患

セザリー症候群と菌状息肉腫は一緒にして皮膚性T細胞リンパ腫（CTCL）と呼ぶこともある。

- **ヘアリー細胞白血病**　慢性の剥離性紅皮症と、末梢血にT細胞型リンパ球のセザリー細胞をみる。
- **セザリー症候群**　細胞全周に多数の細い棘状突起を有するヘアリー細胞が出現する。
- **菌状息肉腫**　T細胞型リンパ球の進行性増殖に基づく慢性疾患である。

第 2 章 病気について、一気に語ろう

骨髄腫瘍

骨髄細胞腫瘍の代表は骨髄腫（多発性骨髄腫）だ。形質細胞が腫瘍性増殖し、大量の免疫グロブリンを産生するため血液の粘稠度が亢進する過粘稠症候群をきたす。尿中には単クローンL鎖であるベンス・ジョーンズ蛋白（BJP）をみることがある。

・**ハンド・シューラー・クリスチャン病** ランゲルハンス細胞組織球増加症（ヒスチオサイトーシスX）のひとつ。全身網内系にコレステロールやコレステロールエステルが蓄積する。骨髄に泡沫細胞が増生して骨を破壊する。歯肉浸潤による歯の喪失や、慢性中耳炎をみる。古典的三徴に、眼球突出、扁平骨への浸潤、尿崩症がある。

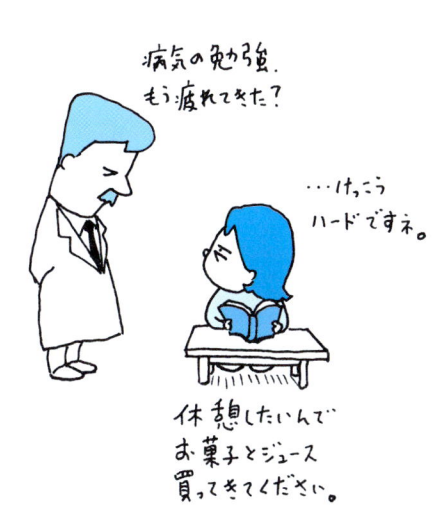

■ 各臓器における新生物（腫瘍）の病気

女性器【卵巣・卵管・子宮・胎盤・乳房】

- **卵巣腫瘍** 上皮性腫瘍が圧倒的に多い。漿液性と粘液性がある。
- **胚細胞腫瘍** 未分化胚細胞腫、卵黄嚢腫瘍、胎児性癌、絨毛癌、奇形腫がある。手塚治虫の名作『ブラック・ジャック』では助手のピノコが奇形腫の出身だ。
- **性索・間質腫瘍** 顆粒膜細胞腫、莢膜細胞腫、卵巣線維腫などがある。
- **子宮筋腫** 良性腫瘍で月経困難、不正出血などの症状で、不妊の原因になる。
- **子宮頸癌** 扁平上皮癌が多い。
- **子宮体癌** 腺癌が多い。
- **胞状奇胎** 絨毛が嚢胞化しhCG（絨毛性ゴナドトロピン）が高値になる。部分奇胎は三倍体、全胞状奇胎は46XXの女性型が多い。XXは共に母親由来の遺伝子である。
- **絨毛癌** トロホブラスト（胎盤絨毛細胞）由来の癌で胞状奇胎悪性化が50％、正常分娩後が25％、流産後が25％。血行性転移が多い。hCG高値になる。
- **乳癌** 浸潤性乳管癌は乳頭腺管癌、充実腺管癌、硬癌の3種。特殊型に粘液癌、髄様癌、腺様嚢胞癌、紡錘細胞癌、アポクリン癌、パジェット癌がある。有吉佐和子『華岡青洲の妻』は江戸時代に世界に先駆けて麻酔技術を発見、確立した華岡青洲の物語だが、その患者は乳癌だった。
- **線維腺腫** 結合繊と上皮成分の増生。若い女性に多い。境界明瞭で腫瘍は相当硬い。
- **葉状嚢胞肉腫** 良性、境界性、悪性がある。肉腫だが良性も混じる。

男性器【精巣・精管・前立腺】

・胚細胞腫瘍　セミノーマ（精上皮腫）、絨毛癌、ヨークサック腫瘍、奇形腫などがある。
・性索・間質腫瘍　ライデッヒ細胞腫、セルトリ細胞腫、顆粒膜細胞腫をみる。
・前立腺癌　ほぼ腺癌。酸フォスファターゼ（PSA）が上昇する。

呼吸器【肺】

・肺癌　組織型は扁平上皮癌、腺癌、小細胞癌、大細胞癌の4種で、小細胞癌は化学療法が効く。他は外科手術が勧められる。
・カルチノイド腫瘍　ホルモンを産生する。

消化器【食道・胃・小腸・大腸・肝臓・胆嚢・膵臓】

・食道癌　ほぼ扁平上皮癌である。治療は手術が基本で放射線療法も効く。『癌だましい』は食道癌の闘病小説。第112回文學界新人賞を受賞した山内令南は、受賞1ヶ月後に死去した。124、125ページ参照。
・ポリープ・胃癌
・大腸ポリーポーシス　多発する大腸ポリープが病態だ。常染色体優性遺伝のタイプは放置すると100％癌化するため、予防的大腸全摘出術が適用される。
・ポイツ・イエガー症候群　常染色体優性で皮膚粘膜の色素沈着と消化管ポリポーシスが特徴
・大腸癌　ほとんど腺癌。便潜血反応、腫瘍マーカーのCEAで診断する。
・肝癌　血液中AFPが上昇する。組織型はエドモンドソンI〜IV型がある。
・胆嚢癌・胆管癌　胆嚢壁は薄く、粘膜筋板がないため、胆嚢癌は進展が速く予後が悪い。胆嚢癌、胆管癌は腺癌が80％である。

- 膵癌　腺癌が多い。ランゲルハンス島の内分泌細胞腫瘍は内分泌障害になる。

泌尿器【腎臓・膀胱】
- 腎細胞癌（グラビッツ腫瘍）　球形の明るい細胞が増殖するため明細胞癌と呼ばれる。顆粒細胞亜型の癌は暗細胞癌と呼ばれる。腎癌の中では圧倒的に明細胞癌の頻度が高い。
- ウイルムス腫瘍（腎芽腫）　腎悪性腫瘍の5％で小児悪性腫瘍の25％を占める。6歳以下に多く腎芽組織の由来と考えられる。
- 膀胱癌　組織型は移行上皮癌が95％を占める。尿管癌と膀胱癌のみに特徴的な組織である。

循環器【心臓・血管】
- 粘液腫　腫瘍は稀で良性腫瘍の粘液腫が多い。
- 血管腫・血管肉腫　稀な腫瘍である。
- カポジ肉腫　下肢の皮膚に好発する血管肉腫様の疾患で、AIDSと関係が深い。

血液　126ページ参照。

内分泌【脳下垂体・甲状腺・副腎・膵臓（ランゲルハンス島）】
- 下垂体腺腫　腫瘍の母地の細胞によって過剰産生されるホルモンが異なる。乳汁分泌（プロラクチノーマ）、巨人症、クッシング症候群（副腎皮質ホルモン過剰）などがある。
- 甲状腺腺腫　良性腫瘍。
- 甲状腺癌　乳頭癌、濾胞癌、髄様癌、未分化癌の4種がある。未分化癌は予後が悪いが、他

は比較的良好である。髄様癌は内分泌器官の腫瘍と合併することがある。（MENⅡ型）

- **副腎性器症候群性** アンドロゲン産生腫瘍で女性の男性化を認める。
- **副腎髄質癌** 褐色細胞腫はアドレナリン産生で、高血圧になる。
- **神経芽細胞腫** 小児悪性腫瘍の代表でもある。
- **インスリノーマ** 膵島β細胞が母地のインスリン産生腫瘍。
- **グルカゴノーマ** グルカゴン産生腫瘍。
- **ガストリノーマ（ゾリンガー・エリソン症候群）** ガストリン産生腫瘍。

【多発性内分泌腫瘍】
- **MENⅠ型（ウェルマー症候群）** 下垂体、副甲状腺、膵に腫瘍性病変をみる。
- **MENⅡ型（シップル症候群）** 甲状腺髄様癌、副甲状腺、副腎髄質に腫瘍性病変をみる。

神経【中枢神経】

- **グリア細胞腫** 星状膠細胞腫、乏突起膠細胞腫、上衣腫がある。悪性度の高い未分化のものを多型膠芽腫と呼び、予後がきわめて悪い。
- **神経芽細胞腫** 神経実質細胞由来の腫瘍で、幼児に発生し大脳半球に好発。
- **髄膜腫** 髄膜由来の腫瘍で中年女性に多く、小脳橋角部の髄外腫瘍の代表。
- **神経鞘腫** 95％は聴神経に発生し、小脳橋角部の髄外腫瘍の代表でもある。
- **神経線維腫** 神経走行に沿って腫瘍が多発する常染色体優性遺伝疾患。2病型がある。
  - **Ⅰ型（フォン・レックリングハウゼン病）** 神経症状と皮膚症状が主で、カフェオレ斑と呼ばれる皮膚の色素沈着と神経鞘腫が全身に多発する。
  - **Ⅱ型** 発生頻度は10％で、先天的な両側性の聴神経腫瘍として現れる。

骨格【筋肉・骨】

- **内軟骨腫** 手足の骨に発生し、成人、幼児両方に認める。
- **外軟骨腫** 骨膜下で発生し、外部から骨へ浸潤する。
- **軟骨肉腫** 悪性で軟骨組織や軟部組織から発生するが、予後はよい。1963年に出版された『愛と死をみつめて』は軟骨肉腫の女性と男子大学生の文通を書籍化したもので、160万部のベストセラーになり、青山和子の歌も流行した。
- **骨腫** 骨形成性の良性腫瘍である。
- **類骨骨腫** 良性だが強い疼痛、夜間痛を呈する。若い男性の下肢骨や、長管骨の骨幹端に多い。
- **骨肉腫** 悪性腫瘍細胞が類骨と骨組織を形成する。予後は悪いが化学療法が効く。肺や骨に転移する。アーサー・ヘイリー『最後の診断』は骨肉腫の患者の診断が物語の背骨を成すミステリーで、病理医の大変さもよくわかる名作だ。
- **脊索腫** 脊索遺残から発生する骨腫瘍。発育は遅いが局所再発を繰り返す。
- **横紋筋肉腫・平滑筋肉腫** 筋肉の悪性腫瘍である。
- **軟部組織腫瘍** すべての組織に良性と悪性が存在する。線維腫―線維肉腫、脂肪腫―脂肪肉腫、平滑筋腫―平滑筋肉腫、横紋筋腫―横紋筋肉腫、血管腫―血管肉腫、良性滑膜腫―滑膜肉腫、良性中皮腫―悪性中皮腫など。

皮膚

- **粉瘤（アテローマ）** 中身は角質。類表皮嚢腫と、外毛根鞘性嚢腫がある。
- **脂漏性角化症（老人性疣贅）** ボタン状の黒褐色腫瘤を認める。

- **皮膚癌** ほぼ扁平上皮癌。汗腺関連の腺癌、色素細胞の悪性黒色腫もある。
- **悪性黒色腫** メラニンを産生するメラノサイトが腫瘍化したものでメラノーマという。紫外線曝露や機械的刺激が原因。昔は母斑（ほくろ）が悪性化すると考えられたが現在は否定的。通常診断の生検は転移を増進するため禁忌。診断は視覚的に行なわれ、拡大切除を念頭に病理検査を行なう。アシンメトリー（非対称・病変の形がいびつ）、ボーダー（境界・不明瞭）、カラー（色は黒だが、不均一）、ダイアメーター（長径のこと・6ミリ以上）、エレベーション（隆起のこと）の五つが肉眼的特徴で、頭文字を取りABCDEと呼ぶ。病理学的にはメラニン顆粒を脱色する漂白法、メラニン顆粒を染めるフォンタナ・マッソン染色を行なう。免疫学的診断は抗ビメンチン抗体が100％陽性、抗S100抗体、抗HMB45抗体が強陽性、抗サイトケラチン抗体陰性となる。治療は外科手術が基本だが、発見が遅ければ予後は悪い。特殊な放射線治療の重粒子線治療も効果がある。梶原一騎原作、川崎のぼる作画のコミック『巨人の星』で主人公が恋する女性がこの病気で亡くなった時には、幼心にも衝撃を受けたものだった。

■ 感染症――カラダ侵略をめざすエイリアンたち

感染症の歴史

感染症の歴史は古くて新しい。大昔から人類の関心の的だった点で歴史は古いが現代の医学の基本が打ち立てられたのは19世紀後半とごく最近だ。大昔に始まった感染症の研究は、公衆衛生の基本である疫学の進歩と密接に絡み合っている。

大昔、伝染病の原因は瘴気、ミアズマと考えられていた。ミアズマとはイタリア語で悪い空気という意味だ。この考えは科学的には間違っていたけれど、清潔な環境を導入するべきだという結論に至ったため、結果的に成果が上がった。

1796年、ジェンナーが種痘を確立し、ワクチンの基本を成立させたがそれは経験則であり、感染症を真に理解したものではなかった。

1840年、ヘンレは病原菌が原因だと証明するため、次の三つの原則を提唱した。①ある病気にはある微生物が存在する。②原因微生物を分離できる。③分離した微生物を他の生物に感染させられる、というものだ。

その13年後、疫学の祖ジョン・スノーが、伝染病は病原菌伝染によるという概念を打ち立てた。それまでコレラは空気感染するといわれていたが、疫学調査を元にして1848年、汚染水を飲むとコレラになるという仮説に基づいて予防策を立てたところコレラを防ぐことができた。

ドイツの著名な病理医であるウイルヒョウは長い間ミアズマを原因と考えていた巨頭だったが、1883年にコッホがコレラ菌を発見したことで軍門に降り、この論争に決着がついた。

その7年前の1876年、コッホが炭疽菌を炭疽症の原因菌と証明したのが細菌が病因と証明された最初である。1881年、パスツールが炭疽菌に対し弱毒生ワクチンを作製したのも大き

なエポックである。

こうして歴史を眺めてみると、感染症学の確立には顕微鏡の存在が大きかったことがわかる。誰でもその目で実際に見せられれば、それが原因だと確信しやすいため、説得力を持ったのだろう。このようにして種々の病原菌が発見される中、1929年フレミングが抗生物質ペニシリンを発見し、感染症の治療に一大エポックを迎えることになる。

感染と共生

感染は外来生物が体内に侵入し増殖することで、感染症は外部から侵入する生命体によって引き起こされる病気の一群だ。だからカラダに悪さをしなければ、普通は感染症と呼ばない。

たとえばミトコンドリアは、太古に原虫レベルでヒトの細胞に寄生したといわれている。DNAの組成がヒトとまったく違うためにそのように証明されたわけだが、今ではミトコンドリアは細胞エネルギー産生装置として、なくてはならない構成体になっている。また、大腸には多種の細菌がいる。代表が大腸菌だ。これらの細菌は常在菌でカラダに悪さをしないことが多い。こうした状況を「共生」と呼ぶ。共生も感染症ではない。

ちなみに共生できない異生物が感染したにもかかわらず症状がない場合は不顕性(ふけんせい)感染という。感染を起こすと、カラダの防御反応から炎症を起こすことが多い。このため、炎症の項目でも触れる疾患が多い。

■ 感染生物の分類——多様なエイリアンたちの、華麗なる横顔

外来生物は原始的な順にウイルス、リケッチア、クラミジア、マイコプラズマ、細菌、真菌、原虫、寄生虫となる。プリオンはこのラインからは外しておきたい。

感受性のある生物に侵入し増殖、複製を作り外部へ出ていき、次の個体へ感染を繰り返す。自己増殖できる生物を細胞性生物と呼び、細菌（バクテリア）のようにDNA周囲に核を持たず原形質内にDNAがある原核原生生物と、真菌（カビ）のように核内にDNAを持つ真核原生生物に分かれる。自己増殖できない細胞性でないものをウイルスにわかれる。細胞性生物でも下等なものを微生物と呼び、細菌（バクテリア）のようにDNA周囲に核を持たず原形質内にDNAがある原核原生生物と、真菌（カビ）のように核内にDNAを持つ真核原生生物に分かれる。

感染経路の違いで微生物を分類する

空気感染、飛沫感染、接触感染がある。

空気感染した感染症はマイナーになった。空気感染は結核・麻疹・水痘だ。他に天然痘・SARSがある。乾燥した嘔吐物からノロウイルスが舞い上がり空気感染することも知られる。

飛沫感染にはおたふくかぜ・風疹・インフルエンザなどがあるが、接触感染とも呼ばれ、口から摂取される。消化器系の感染症にはMRSAや緑膿菌がある。経口感染は糞口感染とも呼ばれ、口から摂取される。消化器系の感染症に多い。飛沫感染は呼吸器疾患に多い。接触感染は「人の手」を介し、「汚染された環境→人の手→人」という経路で予防は手洗いが重要だ。性感染症は広い意味の接触感染だが、単に性感染症ということが多い。血液感染は輸血の他、針刺し事故、体液曝露、汚染された血液製剤、薬物使用などがある。HIV感染症は性感染症だが、粘膜がHIVに汚染された体液に曝露することになるため、血液感染的な要素もある。

外部と接触する部分はすべて感染経路になる。皮膚感染、経気道感染、経口感染、尿路感染、

第2章 病気について、一気に語ろう

血液感染がある。皮膚は通常、感染に対し強力なバリアになるため、損傷した皮膚とした方が正確だ。血液感染はカテーテルなど血管に挿入した異物からの感染でカテーテル感染血流感染と呼ぶ。抗癌剤で痛んだ腸管粘膜防御が破綻し腸内細菌が血流に侵入することもある。水平感染は個体が多い時に個体間で感染することだ。垂直感染は子どもが生まれる時に、母親から子どもへ感染することで、産道を通過する直接接触や、母乳摂取によっても起こる。昆虫や動物がヒトを咬んで、血液感染することもある。

節足動物媒介性（昆虫源性ウイルス熱・アルボウイルス）

昆虫―野生動物の生活環の中で生存する。ヒトは昆虫に吸血される際に感染する。媒介動物は蚊が多く、他にはダニ、スナバエ、ブヨなどがある。トガウイルス、フラビウイルス、ブンヤウイルスなどの科がある。病型は髄膜脳炎型、熱型、出血熱型、関節炎型の4型ある。

経口感染
・食中毒

日常遭遇する感染症のひとつに食中毒がある。細菌、又は細菌の産生毒素を摂取し病気になるもので、経口感染の細菌性食中毒にはパターンがある。

【経口感染で腸内に定着し、組織内に侵入し増殖する細菌】 大腸菌、サルモネラ、カンピロバクター、エルシニアなど。

【経口感染で増殖し、毒素産生する細菌】 腸炎ビブリオ、セレウス菌、腸管出血性大腸菌など。

【食品内で増殖し、産生毒素を摂取して起こる食中毒】 ブドウ球菌、ボツリヌス菌など。

感染症の治療——外国人部隊同士を闘わせるような、抗生物質の発見がエポック

ワクチン

毒性を弱めた弱毒株を接種する、または病原体の一部を接種し、カラダに免疫を獲得させる。正確にいえば、治療ではなく予防医学だ。

1796年、ジェンナーが牛痘の種痘で天然痘予防に効果を上げた。自分の息子に接種して村人を納得させたエピソードは有名だが、実際は1774年に英国の農夫、ベンジャミン・ジェスティが妻と息子に牛痘の種痘を行なったのが嚆矢とされる。

1881年、パスツールがワクチンを進化させ、炭疽菌に対する弱毒生ワクチンを作った。

ワクチンには2種類ある。弱毒菌を接種する生ワクチンは軽い感染を起こし、液性免疫と細胞性免疫が獲得できるため長期に持続する。麻疹、水痘、ムンプス（流行性耳下腺炎）の三種混合MMRワクチン、風疹ワクチン、結核のBCGがある。

不活化ワクチンはホルムアルデヒドで感染力を失わせた菌を接種する。液性免疫しか獲得されず免疫の持続期間は短い。DPT三種混合ワクチンはジフテリアトキソイド、百日咳、破傷風である。破傷風はトキソイドで感染力を失わせた菌ではなく、沈降トキソイドなので1回目の接種の1ヶ月後に2回目、3回目は1年後に行なう。このように時期をおいて3回接種すると免疫記憶が20年以上残り、その後は1回、予防接種するだけで免疫が成立する。

抗生物質

微生物が産生し、他の微生物との縄張り争いで相手にダメージを与える物質だ。天然の抗生物質は5000種あり、薬剤として使われるのは100種といわれる。最近では人工的に合成され

140

るものも増えたため、抗菌薬、抗真菌薬、抗ウイルス薬、抗寄生虫薬と細分化されている。

1929年、イギリスの研究者フレミングは細菌培養中に雑菌であるアオカビを生やし実験に失敗した。ところがその培地を眺めているうち、アオカビの周りに細菌が生えていない場所があることに気づき、アオカビが細菌生育を阻害する物質を出しているのではないかと考えた。これがペニシリン発見の瞬間で、人類は感染症に対する強力な武器を手にすることになった。

1942年、結核特効薬ストレプトマイシンを発見したワクスマンが抗生物質を「2種類の細菌が同じ場所に存在する時に拮抗する際に起こる現象」と定義した。抗菌剤には現在βラクタム系、アミノグリコシド系、マクロライド系、テトラサイクリン系、ペプチド系、ニューキノロン系などの系列がある。さらにβラクタム系はセフェム系、ペニシリン系、モノバクタム系、カルバペネム系に細分化され、細菌にしか存在しない細胞壁の合成阻害であるため人体に害が少ない。また、ペプチド系のグリコペプチド系は細胞壁合成阻害、ポリペプチド系や最近発売された環状リポペプチド系は細胞膜機能阻害剤と作用に違いがある。

抗生物質の作用機序

細胞壁合成阻害　βラクタム系、グリコペプチド系

細胞膜機能阻害　ポリペプタイド系、環状リポペプチド系

蛋白合成阻害　テトラサイクリン系、マクロライド系、アミノグリコシド系、クロラムフェニコール系

核酸合成阻害　ニューキノロン系

葉酸合成阻害　サルファ系

その他

■ 感染症の展開——見れば見るほど、ヒトの社会と似ている感染症の広がり方

日和見感染と耐性菌

抗菌薬は感染症治療を変えたが、これまでなかった問題も起こした。日和見感染は抗菌薬で常在菌が駆逐された後、生き残った菌が増殖することだ。他の菌がいる時はでかい顔をしないが、自分だけ生き残るととたんに横暴になる、まるでチンピラみたいな細菌だ。抗菌薬が効かないため治療が難しいというところも似ている。耐性菌は薬剤が効かない菌だ。メチシリン耐性ブドウ球菌はMRSAと呼ばれ、院内感染でしばしば問題になり、社会問題にもなったから耳にしたことがあるかもしれない。

発癌の原因になるウイルスや細菌

・**子宮頸癌**　ヒトパピローマウイルス16型、18型（HPV-16、18）
・**成人T細胞リンパ腫**　ヒトTリンパ球好性ウイルス（HTLV-1）
・**バーキットリンパ腫**　エプシュタイン・バールウイルス（EBV）
・**肝細胞癌**　B型肝炎ウイルス、C型肝炎ウイルス（HBV、HCV）
・**カポジ肉腫**　ヒトヘルペスウイルス8型（HHV-8）
・**胃癌**　ヘリコバクター・ピロリ

生物兵器

細菌やウイルスを生物兵器として用いる可能性は常にある。貧者の核兵器と呼ばれる。兵器使用できる可能性がある病原菌は炭疽菌、ボツリヌス菌、マールブルグ熱、ペスト、Q熱、痘瘡、

第2章　病気について、一気に語ろう

野兎病、チフスなどである。

1763年、米国先住民族が反乱を起こした時、痘瘡病院で使われていた毛布を反乱軍に贈り、痘瘡を流行らせ、戦争に勝利したといわれる。

第二次世界大戦時に、日本の731部隊（正式名称は関東軍防疫給水部本部）ではペストやコレラなどの生物兵器開発を行なっていたとされる。

2001年、9・11米国同時多発テロの際、テロリストが郵便物で炭疽菌をばらまき、5名が死亡した。研究のため保管される痘瘡ウイルスに関しては、絶滅したら廃棄するという国際的な取り決めがされていた。だが米国とロシアは約束を反故にしている。

実験施設の格付け

医学研究でエボラウイルスなど強い感染力を持つウイルスや細菌を扱うため、実験室が整えるべき環境を、物理的封じ込め（Physical containment）の頭文字を取りP4などと表記した。現在はバイオセーフティレベル（BSL）を用いる。WHOが制定した実験室生物安全指針に基づき、病原菌の危険性に合わせてリスクグループが4段階に設定されている。

P1　ヒト、動物に病気を起こす可能性が低い病原菌。

P2　ヒト、動物に感染するが集団感染や重大な災害にならない。仮に感染しても治療法が確立され感染拡大しない。インフルエンザなど。

P3　ヒト、動物に重篤な感染を起こすが、ヒト−ヒト間の感染がなく、有効な治療法や予防法が確立されているもの。黄熱、狂犬病など。

P4　ヒト、動物に重篤な感染を起こし、ヒト間の感染が起こりうる。有効な治療法や予防法がないもの。エボラ出血熱、マールブルグ病、天然痘など。

■ 感染症の全体像──千人千色のエイリアンたちの横顔

感染症の原因外来生物の大きさの順にリストアップしていこう。まず一番小さいウイルスから始める。

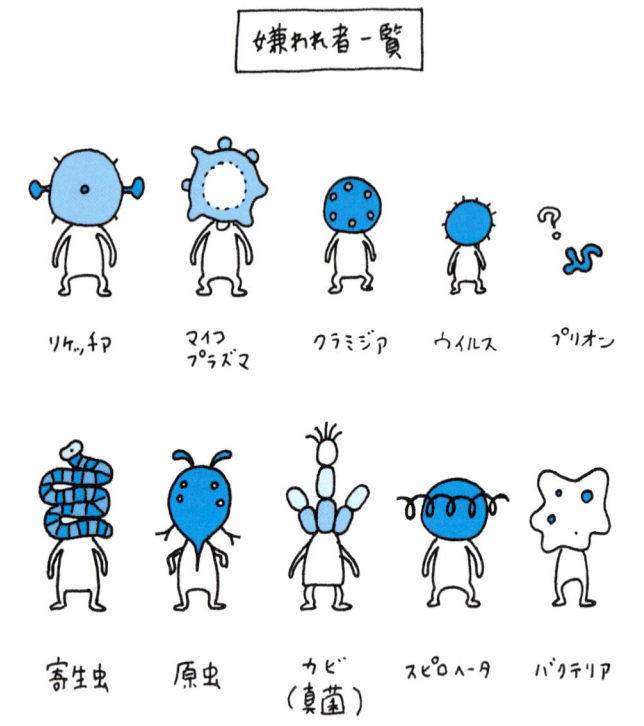

嫌われ者一覧

- リケッチア
- マイコプラズマ
- クラミジア
- ウイルス
- プリオン
- 寄生虫
- 原虫
- カビ（真菌）
- スピロヘータ
- バクテリア

ウイルス 大きさ 0.1ミクロン以下

ウイルスの語源は、ラテン語で「毒」を意味する。電子顕微鏡で観察できる。

ウイルスの構造

中心部の核酸（DNAかRNAのどちらか片方）と核酸を包むタンパク質の外郭、カプシドからなる。核酸とカプシドの結合体をヌクレオカプシドといい、コアとも呼ぶ。コア外側のエンベロープは宿主由来の脂質と、埋め込まれたウイルス由来の遺伝子物質でできている糖タンパクだ。エンベロープをもたないタイプもある。

コアとエンベロープからなる完全なウイルス粒子をビリオンと呼ぶ。

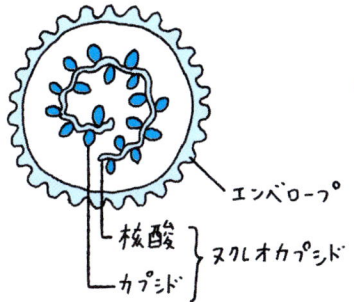

ウイルスの構造

エンベロープ
核酸 ┐
    ├ ヌクレオカプシド
カプシド ┘

ウイルスの増え方

自己複製するRNA、DNAのいずれか一方をもっているが、タンパク質合成系やエネルギー産生系はもたないために自己増殖することができない。なので宿主細胞内でDNAやRNAを増生するサイクルにタダ乗りするしかない。まず、ウイルスは細胞内に侵入すると外側の構造が壊れて、DNAやRNAが剥き出しになる。続いてウイルス遺伝子のmRNAを通じ初期蛋白を合成する。次いでウイルス遺伝子とウイルス構成物質を複製すると、ウイルス粒子を細胞内で組み立てる。最後に細胞を破壊し、ウイルス粒子を放出する。

だからウイルスの増殖は二分裂増殖ではなく、一度に大量に産生される形式になるわけだ。

▼ウイルスはこうして増える

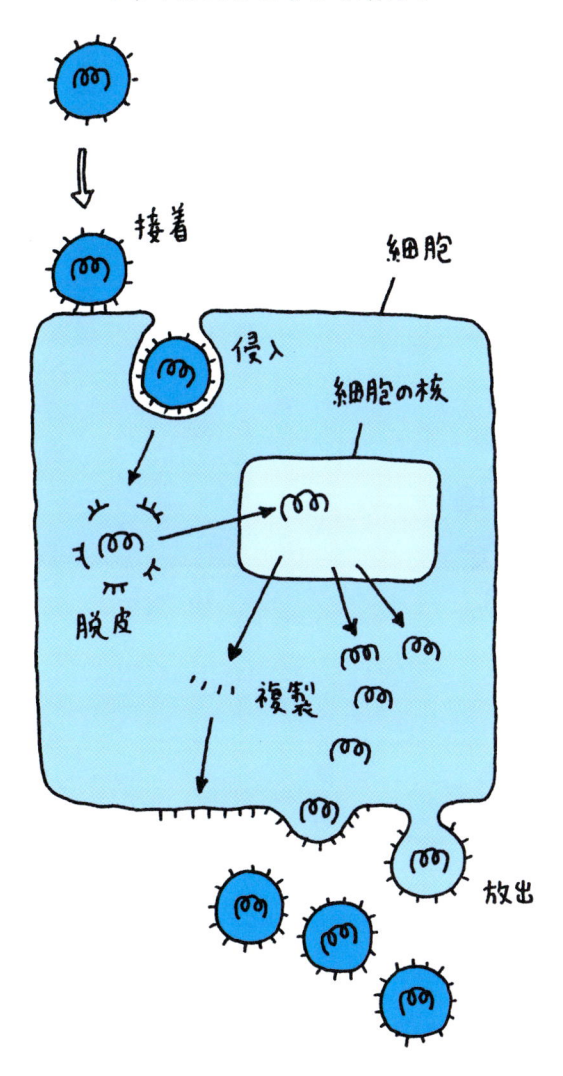

ウイルス感染症の具体例・インフルエンザ（RNAウイルス）

インフルエンザ・ウイルスにはA型、B型、C型がある。A型には亜型があるが、B型とC型には亜型（サブタイプ）はない。パンデミックになるのはA型で、感染宿主はヒト、トリ、ブタ、ウマなど幅広い。

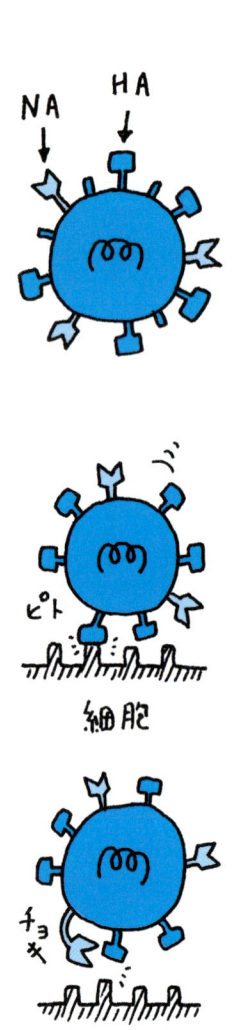

インフルエンザ・ウイルスの構造

インフルエンザ・ウイルスは9種の構造タンパク質と8種のRNA分節からなる。表面にびっしり生えている抗原（タンパク質のトゲ）にはHA（ヘマグルチニン）とNA（ノイラミニダーゼ）がある。HAは16種、NAは9種類あり、亜型は「H5N1」などと表現される。NAはウイルスが細胞から外部に出ていく時に切り離す抗原で、ハサミの役割を果たす。インフルエンザ・ウイルスはHAという糊で細胞につき、内部で増殖し、外に出て行く時にNAというはさみで切り離すわけだ。

インフルエンザ・ウイルスの抗原変異

インフルエンザはワクチンを打っても効かないことがあるし、何度も繰り返し罹る。これは一度罹れば終生免疫が得られる麻疹などとはまったく違う。

こうなってしまうのは、抗体が認識する抗原が変化するせいだ。こうした抗原変化には大規模変異である抗原の不連続変異（抗原の大変異＝アンチジェニック・シフト）と、小規模な抗原変異である連続変異（抗原の小変異＝アンチジェニック・ドリフト）がある。

大変異は、異なるRNAを持つウイルスが細胞に同時に罹った時、2種以上のインフルエンザ・ウイルスが交じり新しい亜型ができる現象を指す。1918年のスペイン風邪は、鳥型のインフルエンザが変異し、ヒトへの感染力を獲得してパンデミックに至ったとされる。

世界大流行（パンデミック）を起こしたインフルエンザ・ウイルスは1918年のH1N1型スペイン風邪、1957年のH2N2型アジア風邪、1968年のH3N2香港風邪がある。パンデミックになるとそれまでの亜型が消滅するといわれたが、1977年にソ連型と名付けられたインフルエンザ流行はH1N1型で、その後も流行が続いた。ただし、2009年にH1N1パンデミックが起こった結果として、H1N1ソ連型は消滅したとされる。

抗インフルエンザ薬

インフルエンザ薬には現在2系統あるが、専門家によると間もなく新たな1系列が大正富山医薬品株式会社から発売され、3系統になるらしい。

M2阻害剤（アマンタジン）はウイルス表面のM2蛋白を阻害することで機能する。ただし、B型インフルエンザはM2がないので効果がない。また、現在ではA型に対しても耐性になってしまったため、ほとんど用いられなくなった。

一方、はさみの役割をする抗原のNAを機能させなくしてウイルス増殖を抑えるノイラミニダーゼ阻害剤の方は隆盛を誇り、タミフル、リレンザ、イナビル、ラピアクタなど4剤が開発され臨床現場で重用されている。

> **参考 微生物の増殖スタイルは3通り**
>
> 微生物が増殖する方法は3通りある。
> 第一はウイルス、リケッチア、クラミジアで細胞内部に入るタイプだ。細胞より小さく、ウイルスは光学顕微鏡では見えないが、他の2種類は見える。
> 第二はマイコプラズマ、細菌、寄生虫で、身体に侵入し、細胞外で増殖する。ただし細菌にも結核やレジオネラなど、細胞内で増殖するタイプもある。
> 第三は体腔内にいるタイプで、細菌、寄生虫だ。
> ウイルスは細胞内で大量に複製されるが、他は二分裂で増える。寄生虫は体内では増えず、タマゴを外部に放出し、他の個体の中で増えていく。
> ヒトからヒトへ感染するものを伝染病という。インフルエンザや結核は伝染病だが、日本住血吸虫や破傷風は、ヒトから感染しないため伝染病ではない。

症状や感染経路による分類

流行性ウイルス性出血熱は、媒介動物により3種にわけられる。

感染経路

【ダニが媒介するウイルス】
・オムスク出血熱 ・クリミア出血熱 ・キャサヌール出血熱

【蚊が媒介するウイルス】
・黄熱病（黄熱V） ・デング出血熱（デングV） ・リフトバレー熱

【哺乳類が媒介するウイルス】

・ラッサ熱（ラッサV） 1969年西アフリカ・ナイジェリア北東部のラッサで看護師ふたりが不明熱性疾患で立て続けに死亡し、血液からウイルスが分離された。マストミスという齧歯類（げっし）が自然宿主で接触感染するがヒト-ヒト間での飛沫感染も起こる。発熱、頭痛、咽頭痛、下血、出血などの症状がみられ、妊婦の80％が流産する。致死率は感染者の1〜2％。

・マールブルグ出血熱（マールブルグV） 1967年西ドイツのマールブルグでウガンダから輸入したアフリカミドリザルを用いてポリオワクチンを作製した際に31人が感染し、7名が死亡した。感染力が強いヒモ状のウイルスで、発熱、頭痛、嘔吐、下痢から吐血、下血が生じ、暗赤色の丘疹が見られる。最終的にＤＩＣ、ショックから死亡する。

・エボラ出血熱（エボラV） 1976年スーダン・ヌザラでマールブルグ出血熱に酷似した病気が発生し、658名の患者のうち416名が死亡した。最初の患者男性の出身地の近く、ザイール（現コンゴ民主共和国）のエボラ川が名前の由来である。致死率は50〜80％と高率である。宿主としてコウモリが有力視される。接触感染で、患者の隔離が重要。発熱、頭痛、筋肉痛、嘔吐、下痢の後、全身からの出血が起こる。死亡例は消化管出血が必発で、治療法

は確立していない。『ホット・ゾーン』はプレストンがエボラ感染のパニックを書いたノンフィクション小説で、この小説が下敷きの映画『アウトブレイク』も知られている。

・アルゼンチン出血熱　・ボリビア出血熱　・クリミア・コンゴ出血熱　・腎症候性出血熱

遅発性ウイルス感染症

ウイルス感染症には数ヶ月から数年の潜伏期の後にゆっくり発症し、進行性で予後が悪い疾患がある。

・**亜急性硬化性全脳炎（SSPE）**　麻疹ウイルスで起こる。知能低下、不随意運動が特徴で、2年で死亡する。ウイルス粒子を作れない、欠損型の麻疹ウイルスの感染による。麻疹に罹ったヒトの10万人に1人が発症する。

・**進行性多巣性白質脳症（PML）**　JCウイルス（DNA）が原因とされる。

・**クロイツフェル・ヤコブ病（CJ病）**　大脳皮質が海綿変性する脱髄性疾患で遅発性ウイルス感染説とプリオン原因説があるが、現在はプリオン説が主流である。

小児に発疹をきたす疾患

発見された順に、**麻疹、猩紅熱（しょうこう）、風疹、デューク熱（単一のウイルス感染ではない）、伝染性紅斑、突発性発疹**がある。

風邪のような症状を呈するウイルス

パラインフルエンザ、レオ、アデノ、コロナなど。

152

第2章 病気について、一気に語ろう

ウイルス・リスト（個々のウイルスの名称ではウイルスをVと略して表記）

【DNAウイルス】

D1 ヘルペスウイルス　治療薬・アシクロビル

ヌクレオシド誘導体でヘルペスVのチミジンキナーゼにリン酸化され活性型となり、DNAポリメラーゼを抑制し抗ウイルス作用を発揮する。HSV-1、HSV-2に特異的に使用される。

- **単純疱疹（HSV-1／HHV-1）** 口腔粘膜では水疱形成を伴う歯肉口内炎、眼で角膜炎、中枢神経で脳脊髄炎や髄膜炎を起こす。

- **子宮頸癌（HSV-2／HHV-2）** 子宮頸癌と相関が強い。

- **水痘ウイルス（VZV／HHV-3）** 初感染では水痘（水疱瘡）になる。感染後は神経節に残存し、免疫低下になると再燃型として帯状疱疹が出現する。

- **伝染性単核症（EBV／HHV-4）** EBV経口感染で起こる良性リンパ球増多症。口腔、咽頭、耳下腺で増殖しキス病と呼ぶ。多くは不顕性感染する。

- **バーキットリンパ腫（EBV／HHV-4）** EBV感染後、5～6年で発症。Bリンパ腫で免疫芽球様。癌遺伝子c-Mycが活性化して、遺伝子転座が起こる。

- **巨細胞封入体病（先天性サイトメガロウイルス感染症）（CMV／HHV-5）** 子宮内の胎児感染。重篤な中枢神経症状と肝病変。嗜眠状態、痙攣、脳内石灰化病変を認め、死亡率が高い。

- **突発性発疹（HHV-6、HHV-7）** 突然の高熱後、体幹部に発疹。

- **カポジ肉腫（HHV-8）** 血管系悪性新生物で男性に発病。ユダヤ人高齢者、赤道アフリカ、臓器移植後、エイズ合併タイプの4型がある。

D2 ポックスウイルス

- **天然痘（天然痘V）** 発痘は顔面から体幹、四肢へ拡張する。皮膚の紅斑が水疱化すると痂皮となる。1977年以降患者が出ないため、1980年5月8日、WHOは絶滅を宣言した。

- **伝染性軟属腫（モルスポックスV）** 硬い丘疹が皮膚にできる。

D3 ヘパドナウイルス

- **B型肝炎ウイルス（HBV）** 192ページ参照。

D4 ポリオーマウイルス

- **進行性多巣性白質脳症（JCV）** 152ページ参照。

D5 アデノウイルス

- **アデノV** 扁桃腺やリンパ系組織で増殖する。名前のアデノは腺を指す。咽頭結膜熱（プール熱）、ウイルス性肺炎、急性濾胞性結膜炎、小児腸重積症、急性出血性膀胱炎に関与する。

D6 パルボウイルス

最も小さい、外殻をもたない球状ウイルス。

- **伝染性紅斑（突発性発疹・りんご病）（ヒトパルボウイルスB19）** 頬や四肢などが、毛細血管の拡張により網目状、レース状に赤くなる。英語では

D7　パポバウイルス
・ヒト乳頭腫・疣贅（HPV）　HPVは80種以上ある。癌原性ウイルスで、癌化するタイプもある。

【RNAウイルス】
R1　パラミキソウイルス
・麻疹（麻疹V）　上気道と眼結膜のカタル性炎から発症し、口腔粘膜にコプリック斑を見る。気管支肺炎や亜急性硬化性全脳炎を起こすこともある。江戸時代は「疱瘡は器量定め、麻疹は命定め」といわれ、天然痘より恐れられた。
・流行性耳下腺炎（ムンプスV）　おたふく風邪と呼ばれ、両側の耳下腺、顎下腺が腫大する。神経系を冒し、脳炎や髄膜炎を起こすタイプもある。
・感冒（パラインフルエンザV）　急性熱性呼吸器感染症の原因菌。

R2　オルソミキソウイルス
・インフルエンザ　上気道炎と肺炎　148ページ参照。
・高病原性トリインフルエンザ（インフルエンザA/H5N1）　1997年、香港に出現した。トリとブタに感染。急速に進展し、急性呼吸窮迫症候群（ARDS）をきたす。死亡率は60％。汚染物への接触感染や飛沫感染を起こす。

R3　ピコルナウイルス
・A型肝炎ウイルス（HAV）　192ページ参照。
・ポリオ（急性灰白髄炎）（ポリオV）　腰髄、胸髄の前角細胞に感染し、小児麻痺の原因になる。不顕

性感染が多く、ついで夏風邪症状、麻痺の順になる。
・ヘルパンギーナ（アフタ性咽頭炎）（コクサッキーV）　咽頭痛と口腔内アフタ。
・手足口病（水疱性口内炎）（コクサッキーV）　発熱後、1～2日で手掌、指、足底に水疱性丘疹ができる。口腔内は発疹だけのことも多い。
・ライノウイルス　普通感冒。いわゆる風邪症候群。

R4　レオウイルス
・乳児下痢症（ロタV）　症状からDFV症候群と呼ぶ（DFV＝diarrhea-fever-vomiting、下痢、発熱、嘔吐）。冬期に流行する、白色の水様下痢。

R5　ラブドウイルス
・狂犬病（狂犬病V）　致死的な急性脳脊髄炎で、イヌの噛み跡から毒素が末梢神経を伝わり中枢神経に至る。大脳黒質、赤核、延髄、脊髄に病変。神経細胞が変性する。狂犬病患者からの臓器移植で感染した例もある。狂躁型と麻痺型がある。液体を飲むと痛みがあり、水をみただけで痙攣する恐水発作がある。脳圧亢進や不整脈、腎不全を合併し死亡する。発症すると死亡率は100％だという。

R6　トガウイルス
・風疹（風疹V）　三日麻疹。軽微な発熱と発疹。
・先天性風疹症候群　妊婦が風疹に感染すると子宮内胎児に起こる。妊娠1～2ヶ月で重症、3～4ヶ月で軽症、5ヶ月以降だと異常は生じない。発達障害、白内障、聾唖、心奇形が起こる。ワクチン接種でほぼ制圧されたが、最近、再び散見されている。
・C型肝炎ウイルス（HCV）　192ページ参照。

第2章　病気について、一気に語ろう

R7　フラビウイルス
・日本脳炎（日本脳炎V）　ブタとコガタアカイエカが媒介。発症率は1％で大半は不顕性感染が多い。中脳黒質、視床で神経細胞が変性、壊死する。
・西ナイル熱（西ナイルV）　1937年ウガンダ西ナイルで発熱患者から分離された。トリとイエカの間で維持される。1週間続く発熱と頭痛、発疹がある。
・黄熱病（黄熱V）　黄疸、蛋白尿、発熱、出血で発症し、致死率が高い。南米とアフリカに局在する。ネッタイシマカとサルの間で増殖する。
・デング熱（デングV）　ネッタイシマカとヒトスジシマカが媒介。初感染の抗体と再感染の抗原が免疫複合体を作り起こるⅢ型アレルギー反応。
・重症急性呼吸器症候群（SARS）（SARSコロナV）　2002年に中国、香港を中心に流行。死亡率10％。2004年5月、WHOが終息宣言した。

R8　ブニヤウイルス
・腎症候性出血熱（ハンタV）　韓国出血熱とも呼ばれ発熱、嘔吐、顔面浮腫に続き、出血性素因と蛋白尿が出現する。齧歯類が宿主で、媒介昆虫はない。
・重症熱性血小板減少症候群（＝SFTS）（SFTSV）　消化器症状と血小板減少がみられる。2012年、日本で初めて死亡例が確認された。マダニに咬まれて感染する。

R9　アレナウイルス
・脈絡髄膜炎（LCMV）　齧歯類から気道感染する。
・ラッサ熱（ラッサV）　151ページ参照。

R10　フィロウイルス
・マールブルグ出血熱（マールブルグV）
・エボラ出血熱（エボラV）　出血熱の項、151ページ参照。

R11　レトロウイルス
通常の遺伝子情報の流れは、DNA→RNAという一方通行とされ、セントラルドグマというが、レトロウイルスの核酸合成ではRNA→DNAという流れになるため、逆転写酵素という名がついた。
・エイズ（HIV）　188ページ参照。
CD4陽性のヘルパーT細胞に結合し、感染後6〜8週でHIV抗体陽性になる。感染者の血液や体液に接することで感染するが、汗や唾液にはウイルスが存在しない。正常皮膚なら危険は低い。針刺し、粘膜曝露、創傷皮膚への曝露は危険である。潜伏期2〜5年は無症状で、やがて免疫不全が進行する。高度倦怠感、下痢、発熱、体重減少を認める。多くの感染症が併発する。
HIV−1とHIV−2があり、HIV−1はチンパンジー、HIV−2はオナガザル免疫不全ウイルスから進化したものと考えられている。
・成人T細胞白血病ウイルス（HTLV−1）　CD4陽性T細胞と一部B細胞に感染する。母子間の垂直感染は母乳を介する感染が大部分で他、性交・輸血が主になる。感染者はキャリアとなり、その0・3％程度が発症する。日本とカリブ諸国にみられるが、最近ではオーストラリアからの報告もある。

プリオン（タンパク質感染粒子）　大きさ　0.001ミクロン

プリオンとは、タンパク質の（protein）と、感染症の（infection）、ウイルス粒子を表現するビリオン（virion）という言葉の合成語である。核酸を持たず、タンパク質のみから成る感染因子で、蛋白を誤って折り畳んだ（ミスフォールド）状態を伝播し、増殖する。脳など神経構造に影響を及ぼす、治療法のない致死的疾患で、密集したβシート構造のアミロイド形成を誘導する。ただしこうした増殖法はセントラルドグマと合わない。このためスローウイルス感染が原因であるという考えも根強い。正直な感想をいえば、なぜタンパク質のみで感染するのか、その理屈は僕にはさっぱり理解できない。

プリオン病（伝染性海綿状脳症）

・**クロイツフェル・ヤコブ病（CJ病）**　大脳皮質が海綿変性する脱髄性疾患である。遅発性ウイルス感染症という考え方とプリオンが原因という考え方がある。亜急性に異常行動、昏迷などをみる。ミオクローヌスが頻発する。やがて植物状態になり、1年以内に死亡する。

・**クールー**　パプアニューギニアの種族で死者の脳を女子と子どもが食する文化があり、女子と子どもに出現した。筋失調、歩行困難、筋拘縮、不随意運動、小脳失調、振戦などをみる。やがて感情失禁、進行性荒廃症に至る。

・**牛海綿状脳症（BSE）**　英国でスクレイピーに罹ったヒツジの肉骨粉を飼料にした牛に発生した。牛での流行に続きvCJD（BSE）に罹患した牛からヒトに感染したプリオン病が発生したためヒト・プリオン病ともされる。

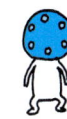

クラミジア　大きさ　0.3ミクロン

自己増殖する細胞性生物で、核を持たない原核生物である。二分裂で増殖する細胞内寄生生物で、DNAとRNAを持ち、細菌に近い。代謝エネルギー産生系がなく、宿主細胞に依存するため、他の細胞内でしか増殖できない。

基本小体（elementary body＝EB、0.3ミクロン）はRNAとDNA両方を持つ。細胞壁があり抗生物質が効く。ただし、ペプチドグリカンがないので、β-ラクタム系は効かない。ウイルスのように自らが細胞には入らず、細胞の貪食機能で細胞内に取り込まれる。細胞内で網状体（reticular body＝RB、1ミクロン）になり、二分裂で増殖し2〜3日でEBになる。EBは感染性粒子、RBは増殖型粒子である。

3種が性感染症・肺炎を起こす。クラミジア属とクラミドフィラ属がある。

・トラコーマ（クラミジア・トラコマチスA型、B型、C型）　上眼瞼結膜のびまん性炎症である。角膜障害から失明の原因にもなる。

・鼠径リンパ肉芽腫（第四性病）（クラミジア・トラコマチスL型1、2、3）　鼠径リンパ節が腫れ、膿瘍になる。不妊、流産の原因。日本では激減している。

・性器クラミジア感染症（クラミジア・トラコマチスD型〜K型）　日本で増えている。男性は尿道炎である。女性は無症状のことが多いが、卵管炎から不妊や子宮外妊娠の原因になる。

・ライター症候群　70％でクラミジアを検出。関節炎と非淋菌性尿道炎、結膜炎が三徴。

・オウム病（クラミジア・シッタシ）　発熱、頭痛、発疹など、多彩な全身症状を呈する。持続する乾燥咳を伴う間質性肺炎で、もともとはトリの疾患だった。テトラサイクリンとエリスロマイシンが効く。

・クラミジア肺炎（クラミドフィラ・ニューモニエ）　長引く頑固な咳と軽い風邪症状。

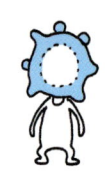

マイコプラズマ　大きさ　0.1ミクロン

ギリシャ語でキノコを意味する言葉と、虚構という言葉の合成語が語源である。細菌でもウイルスでもない。自己増殖能がある最小の微生物で、専用培地で増殖可能。細菌の10分の1という非常に小さい単細胞生物で、細胞壁を持たない。

・マイコプラズマ肺炎（マイコプラズマ・ニューモニエ）

4年に一度のオリンピック・イヤーに流行するといわれたが、最近ではそのサイクルは崩れている。細胞壁を持たないために、β-ラクタム系の抗菌薬は効かず、第一選択はマクロライド系になるが、耐性化が増えている。他にテトラサイクリン系とニューキノロン系の抗菌薬を用いるが、テトラサイクリン系は小児には使いにくい。

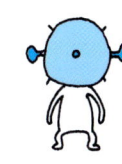

第2章 病気について、一気に語ろう

リケッチア 大きさ 0.3ミクロン以下

リケッチアの名は発疹チフスの研究者の名に由来する。自己増殖する細胞性生物で核を持たない原核生物。細菌の一種でグラム陰性の細胞壁を持ち、細胞内寄生する。たいてい節足動物が媒介する。光学顕微鏡で観察できる。自己単独では増殖できない偏性細胞内寄生菌だが、自前のエネルギー産生系を持つ。哺乳動物と節足動物の間にサイクルがあり、ヒトには節足動物により媒介される、人獣共通感染症である。

リケッチア感染症には①発疹チフス系、②紅斑熱系、があり血管炎が主病態である。治療は、テトラサイクリンが第一選択で、それが使えない場合クロラムフェニコールを用いる。

① 発疹チフス系
・**発疹チフス（リケッチア・プロワゼキ）** コロモジラミから感染。全身の毛細血管内で増殖し脳、皮膚、心筋で著明。頭痛、悪寒、発熱から始まり、指圧で消える発疹が上半身を中心に広がる。
・**発疹熱（リケッチア・チフィ）** 発疹チフスの軽症型。ノミが媒介する。

② 紅斑熱系
・**ツツガ虫病（オリエンチア・ツツガムシ）** 山形、秋田、新潟の河川敷に存在した風土病。ハタネズミを経由するアカツツガムシというダニに刺されることで感染する。幼虫期に一度だけ吸血し、ヒトーヒト間の感染はない。1906年、林直助がツツガムシが野ねずみの耳に寄生することを発見した。
・**日本紅斑症（東洋紅斑熱）（リケッチア・ジャポニカ）** 1984年、馬原文彦が徳島で発見。ダニが媒介し西日本に多い。頭痛、高熱、倦怠感に続き米粒～小豆大の紅斑が手足、顔面に出現する。
・**ロッキー山紅斑熱（リケッチア・リケッチ）** ダニが媒介する。発熱、頭痛、全身倦怠感、紅斑出現。北米～南米に広く分布している。

参考 **バクテリアとウイルスの境界種族**

クラミジア、マイコプラズマ、リケッチアは細菌とウイルス間の種族とされる。
リケッチアとクラミジアは自己単独では増殖できない偏性細胞内寄生菌だ。クラミジアは代謝エネルギー産生系をもたないが、リケッチアには自前のエネルギー産生系がある。

リケッチアとクラミジアの増え方

リケッチアもクラミジアもウイルス同様に細胞膜を突破、細胞内で増殖するが、クラミジアの侵入経路は細胞の貪食作用（細胞が外部物質を取り込むこと）による点が特徴的である。

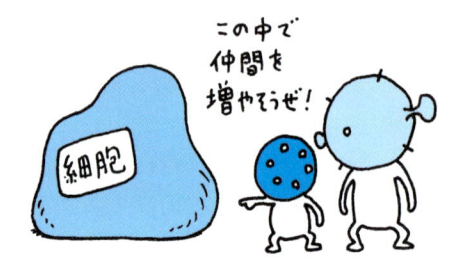

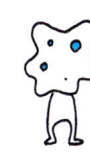

第2章　病気について、一気に語ろう

バクテリア（細菌）　大きさ　1ミクロン前後

バクテリアの語源はギリシャ語で「小さな杖」を意味する。自己増殖する細胞性生物で核をもたない原核原生生物。細胞膜だけのものと、細胞膜と細胞壁をもつ2種がある。
侵入経路は気道感染と経口感染、接触感染だ。細菌が根付くとカラダから栄養を奪って育つ。細胞分裂をし、二分裂で増える。

バクテリアの構造

外側にペプチドグリカンでできた細胞壁構造、内側にグリセロールという脂肪酸エステルの細胞膜を持つ。細胞膜にゲノムDNAが付着し核は持たない。細胞壁外側に外膜構造を持つものは、グラム染色陰性になる。グラム陽性菌は細胞壁外側のペプチドグリカン層が厚く脂質が薄い。グラム陰性菌は逆にペプチドグリカン層が薄く脂質が厚い。外膜の外側には病原体の抗原を隠す役割を果たす莢膜や粘液層を持ち、免疫覚知しにくく病原性が強い。さらに外膜にリポ多糖類である内毒素を持ち、炎症を悪化させ敗血症性ショックも起こす。グラム陽性菌の病原性が弱いのは人体がペプチドグリカン攻撃酵素を持っているからだ。

バクテリアの種類

グラム染色にてグラム陽性、グラム陰性にわける。次いで空気の有無が生育に関係するため好気性、嫌気性でわける。球型の球菌、細長い桿菌、菌糸を形成し細長く伸ばす放線菌という形態でも分類する。

161

① グラム陽性・好気性

[球菌]

01 レンサ球菌　有名なところではA、B、C、D、G群があり、A群が90％を占める。

・A群β連鎖球菌（ストレプトコッカス・ピオゲネス）　猩紅熱、髄膜炎、膿痂疹、リウマチ熱、産褥熱、敗血症、蜂巣炎、丹毒などを起こす。

・B群β連鎖球菌（ストレプトコッカス・アガラクティエ）　新生児感染症に関与。生後1〜7日で呼吸不全、ショック、化膿性髄膜炎などを起こす。

・齲菌（ストレプトコッカス・ミュータンス）　齲菌の原因菌と目されている。

02 エンテロコッカス

・腸球菌（エンテロコッカス・ファシリス）　昔はD群連鎖球菌に分類されていた。ヒトや動物と共生する腸内常在菌で日和見感染を起こす。

03 肺炎球菌

・肺炎球菌性肺炎（スタフィロコッカス・ニューモニエ）　ペニシリンが効くといわれていたが、最近はペニシリン耐性肺炎球菌が増加し、半数以上を占める。84種以上あるといわれる莢膜血清型を23個使っている。抗菌薬の出現前は大葉性肺炎の90％を占めていたが、現在は極端に減少している。それでも肺炎を起こす病原微生物で最も頻度が高く、重要な微生物である。

04 ブドウ球菌

βラクタマーゼを産生するためペニシリンが効きにくく、多剤耐性菌もある。

・膿痂疹（トビヒ）（黄色ブドウ球菌＝スタフィロコッカス・アウレウス）　コアグラーゼという血漿を凝固させる毒素、溶血毒、表皮剥脱毒を産生する。

・メチシリン耐性ブドウ球菌（MRSA）　PBP2という変異したペニシリン結合タンパク成分酵素〉を有するため、抗生物質が効かない。耐性菌で院内感染の原因になる。

[桿菌]

05 バシラス

・炭疽症（炭疽菌＝バチラス・アントラシス）　病変部が炭のように黒くなるため命名された。土壌に芽胞で存在する。ペニシリンが効くが生物兵器として無効化されたものもある。3種類の外毒素で症状を起こす。侵入路によって皮膚炭疽、肺炭疽、胃腸炭疽の3種がある。もともとは草食動物の疾患だ。

06 リステリア

・リステリア症（リステリア・モノサイトゲネス）　感冒症状、髄膜炎。死亡率は成人で3割、生後4日以内で5割と予後が悪い。冷蔵庫内でも増殖する。

07 コリネバクテリウム

・ジフテリア（コルネバクテリウム・ジフテリア）　飛沫感染、接触感染する。外毒素ジフテリアトキシンにより起こる偽膜形成。発症後24時間で完成する。偽膜は初め薄く白いが、やがて黒く厚くなる。心筋炎を合併する。治療はエリスロマイシンとペニシリンが効く。抗毒素血清を注射し、中和する。

08 ノカルジア　肺病変が多い。結核菌と近縁。

[放線菌]

②グラム陽性・嫌気性

[球菌]

09 ペプトコッカス　10 ペプトストレプトコッカス

[桿菌]

11 プロピオニバクテリウム　12 乳酸桿菌

13 クロストリジウム　細菌が作る外毒素が症状の主原因。

・ガス壊疽（クロストリジウム・ペルフェリンゲンス）　外毒素レシチナーゼ、α−トキシンを産生する。創の部分が腐敗し、ガスを産生する。ペニシリンGの投与、高圧酸素療法が効果的である。

・破傷風（クロストリジウム・テタニ）　外毒素テタノスパスミン（ニューロトキシン）を産生する。神経毒はアクソン中を一日25センチ進む。抑制シグナルの放出を阻害し、痙攣発作が起こる。全身型では開口障害、強直性痙攣、後弓反張や笑痙などの症状をみる。ペニシリンと破傷風免疫グロブリンを注射し気道確保、呼吸管理を行なう。破傷風に罹っても免疫は獲得できないため、治癒後にトキソイドを注射する。合併症を起こさなければ予後はよく、死亡率は10〜80％と幅がある。世界初の破傷風菌培養に成功したのは1889年、ドイツのベーリングと北里柴三郎だ。翌1890年に二人は世界初の破傷風毒素に対する抗血清を開発した。

三木卓の小説『震える舌』は1975年に出版され映画化された、破傷風文学の決定版だ。

・ボツリヌス中毒症（クロストリジウム・ボツリヌス）　ボツリヌスの語源はラテン語でソーセージだ。ソーセージを食べて発症することが多かったためといわれる。神経毒であるボツリヌス毒素はアセチルコリン小胞形成を阻害するので運動神経が脱分極すると、アセチルコリンが不足し、麻痺する。毒素を経口摂取すると脱力、めまいから視力障害（かすみ目、複視）、嚥下障害が初発症状として出現し、両側性弛緩性麻痺が上半身から下半身へと進行し、呼吸筋麻痺を起こす。死亡率は5〜10％である。

・偽膜性腸炎（クロストリジウム・ディフィシル）　抗生物質を使用後、2週間頃に発症する。腸内細菌の菌交代症で外毒素のエンテロトキシンAとサイトトキシンBが粘膜障害を起こす。

14 アクチノマイセス　顎、胸郭、腹部に限局する硬い膿瘍を作る。

③グラム陰性・好気性

[球菌]

15 ブランハメラ

16 ナイセリア

・髄膜炎菌性髄膜炎（ナイセリア・メニンジャイティス）　ヒトーヒト間の飛沫感染。髄膜炎と菌血症がある。発熱、頭痛、項部硬直がみられる。

・淋菌（ナイセリア・ゴノロエ）　性病。化膿性尿道炎でペニシリンが効くが、ペニシリナーゼ産生の耐性菌も出現したため、現在はセフトリアキソンかスペクチノマイシンが推奨される。新生児淋菌性結膜炎は産道感染により起こる。

[桿菌]

17 シトロバクター　18 エンテロバクター　19 ハフニア　20 モルガネラ　21 エロモナス　22 キサントモナス　23 プロビデンシア　24 アシネトバクター　25 フラボバクテリウム

26 ヘモフィルス
・インフルエンザ桿菌感染症（ヘモフィルス・インフルエンザ）　上気道に常在しインフルエンザ起因菌と誤認されていた。日和見感染の弱毒菌と重症感染症に至る強毒菌がある。莢膜のあるA〜F型のうちB型菌（Hib）は特に病原性が強い。Hibワクチン接種により髄膜炎は世界的に激減しているが、日本では実用化されたばかりである。

27 ボルデテラ
・百日咳（ボルデテラ・ペルツーシス）　上気道・気管支炎で夜間に強い咳をみる。

28 大腸菌
・大腸菌　腸内常在菌で尿路感染の膀胱炎、腎盂腎炎、胆嚢炎、胆道炎の原因菌になる。
・腸管出血性大腸菌下痢症（EHEC）　1982年に報告され、出血を伴う水様下痢をきたす。シガ毒素（旧ベロ毒素）を発生するファージ型は溶血性尿毒素症候群（HUS）になる。主な菌種にO157：H7がある。治療は補液が重要である。

29 サルモネラ　胃腸炎や食中毒を起こす一群。日本で最も多い食中毒起因菌。

・腸チフス（サルモネラ・チフィ）　悪寒、発熱、頭痛、腹痛から始まり、徐脈、脾腫とバラ疹が出現する。40度を超える熱と便秘、譫妄、無欲的顔貌になるが4週で治癒する。死亡率は1％程度で、治療はクロラムフェニコールが効く。

1966年、千葉大チフス事件が起きた。千葉大学付属病院に勤めていた医師が患者にチフス菌を投与し感染させたとされ、第一審は無罪だったが高裁で逆転有罪になった。後世見直すと、その医師がチフス菌を患者に感染させることは疫学上不可能と判明し、原因は医療行政の無策による感染蔓延の冤罪事件として知られている。
三島由紀夫『ラディゲの死』はラディゲがチフスで入院する話である。

30 パラチフス（サルモネラ・パラチフィA、B、C）
腸チフスに似るが、軽症である。

31 クレブシエラ
・クレブシエラ肺炎（クレブシエラ・ニューモニエ）大葉性肺炎から膿胸、胸膜炎などを合併し重症になり、予後は悪い。日和見感染の原因菌でもある。

・細菌性赤痢（赤痢菌＝シゲラ・ディセンテリアリ）志賀潔が発見した。大腸と遠位小腸を冒す。経口感染から大腸粘膜に侵入、組織を破壊する。テネスムス（しぶり腹）は、便意が頻回で排便量が少ない状態を指す。水分と電解質の補充が重要で、ST合剤が効く。歌人の石川啄木が、村に赤痢が発生した顛末を描いた『赤痢』という小説を書いている。

164

第2章 病気について、一気に語ろう

32 セラチア
・セラチア菌　胃腸に少なく呼吸器と尿路に多い。敗血症など院内日和見感染。

33 ヘリコバクター
・胃炎（ヘリコバクター・ピロリ）　胃潰瘍の原因菌。ウレアーゼで尿素を分解、アンモニアを産生し、粘膜障害を起こす。胃粘膜や歯垢の常在菌で、胃炎や潰瘍との関係は古くから指摘されていたが病理学の大家が否定していた。1983年ウォレンとマーシャルが再発見し、2005年ノーベル賞を受賞した時に、僕は日本の病理学の多くが歯ぎしりしたのを目撃した。

34 プロテウス
・プロテウス菌　尿路感染、呼吸器感染など。特有なものはない。

35 エルシニア　食中毒の原因となる。冷蔵庫内でも増殖する。

・ペスト（エルシニア・ペスティス）　齧歯類とノミにいる。ヒトにはノミが媒介。黒死病と恐れられ14世紀ヨーロッパでは人口が3分の1になった。腺ペストはリンパ節が腫れ、肝臓や脾臓で増殖し毒素を出し意識混濁、心臓衰弱から死に至る。腺ペストからの二次的感染に、肺ペストと敗血症ペストがある。1947年のカミュ『ペスト』は感染症対策の基本の検疫についての小説とも読める。ボッカッチオの『デカメロン』は中世ヨーロッパにおけるペストの大流行を下敷きにした物語だ。

36 ビブリオ
・コレラ（ビブリオ・コレラエ）　史上7回パンデミックが起きた。腹痛のない米のとぎ汁状の下痢から脱水症になる。コレラトキシンが小腸粘膜のアデニール サイクラーゼを活性化し、下痢になる。治療は適切な補液をする。村上もとかの時代医療コミック『JIN—仁—』ではコレラ対策の描写が素晴らしい。ガルシア・マルケスが『コレラの時代の愛』という名作を書いたが、コレラとは関係なさそうだ。
・腸炎ビブリオ（ビブリオ・パラヘモリティカス）　水様性下痢と疝痛性腹痛が主症状。海産物の生食で起こる。

37 カンピロバクター　人獣共通感染で腸管に感染し、下痢になる。食中毒の起因菌であるが潜伏期が長い。ウシ、ニワトリ、ブタなど家畜から感染する。

38 レジオネラ　ヒトのマクロファージ内で増殖する、細胞内寄生菌。
・在郷軍人病・レジオネラ肺炎（レジオネラ菌）　1976年米国の在郷軍人の集会で集団発生した。クーリングタワー（冷却塔）からの汚染冷風を通じ感染する。日本では温泉や24時間風呂での感染も多く報告される。症状は肺炎。

39 ブルセラ
・ブルセラ症　牛乳の殺菌は本症予防が目的である。間歇的、不規則で不定期間続く波状熱が特徴。哺乳類家畜が宿主である。

40 バルトネラ
・ネコひっかき病（バルトネラ・ヘンセラエ）　ネコ以前はリケッチアとされたが、ブルセラ科に近縁と判明した。ネコにひっかかれたり咬まれた場所に紅斑性丘疹ができる。

所属リンパ節が腫れるが、やがて自然治癒する。

- バルトネラ症（バルトネラ・バシリフォルミス）
オロヤ熱とペルー疣病に共通する原因菌。ペルー人医学生・カリオンが、ペルー疣病の皮膚病変抽出物を自分に打ったところオロヤ熱で死亡したため、ふたつの病気をカリオン病と総称する。スナバエが媒介する。

- 塹壕熱（ざんごう）（ボルデテラ・キンタナ）　コロモジラミが媒介する。第一次世界大戦で流行。頭痛、筋肉痛、全身倦怠感、再燃性の発熱。

41 シュードモナス
- 緑膿菌感染症（シュードモナス・アエルギノーザ）ピオシアニン（青緑色）とフルオレセイン（黄緑色蛍光）を産生し、ピオと呼ばれる。腸内や体表の常在菌で抗菌薬療法が効きにくく、多剤耐性緑膿菌も存在する。創傷部感染を起こす。肺炎は日和見感染になる。

42 フランセシラ
- 野兎病（フランセシラ・ツラレンシス）　人獣共通感染症で野兎とダニに寄生。インフルエンザ様症状の後、菌が侵入した皮膚が有痛性の小潰瘍になりリンパ節が腫れる。弛張熱が続き、リンパ節は肉芽腫に進展する。

43 マイコバクテリウム　次ページ参照。

④ グラム陰性・嫌気性
44 ペイロネラ
45 バクテロイデス　46 フゾバクテリウム

[球菌]
[桿菌]

バクテリア感染症の具体例・マイコバクテリウム
抗酸とは石炭酸フクシン染色後の酸による脱色に対する脱色抵抗性のこと。

- 非結核性抗酸菌感染症（マイコバクテリウム・アビウム）　結核に似るが軽症である。

- 結核（マイコバクテリウム・ツベルクローシス）　ペストは黒死病、結核は白死病と呼ばれた。現在も高齢者や基礎疾患がある場合、感染発見時の重症度により死亡率は高くなる。喀痰（かくたん）の飛沫感染で空気中の飛沫核状態の結核菌が肺胞に侵入し初感染原発巣を作り、肺門部リンパ節が腫脹する。この所見を初期変化群という。5年で50％が死亡する死病のトップだった。

第2章 病気について、一気に語ろう

WHOでは感染者の1割が肺結核症を発症するとするが、日本では旧国鉄の健康管理データから導き出し6人に1人が発症すると見立て対策が行なわれている。リンパ行性、血行性(急性粟粒性)、管腔性で全身に広がる。塗抹検査はガフキーX(Xは数字)号と表記されるが、現在は+、1+、2+、3+とする。早期発見、早期治療が重要でストレプトマイシンは第一選択薬品だが注射薬なので初期強化短期療法はイソニアジド、リファンピシン、エタンブトール、ピラジナミドの4剤使用による標準療法だ。前二者は6ヶ月、後二者は最初の2ヶ月使用する。三浦綾子『塩狩峠』は実話でやはりヒロインが結核に罹り、サナトリウムに入院する。1938年の堀辰雄『風立ちぬ』はヒロインが結核を病んでいる。結核を扱った小説は多い。

・ハンセン病（マイコバクテリウム・レプラ）　天刑病と呼ばれ、社会差別を受けた。皮膚と神経が冒されるが感染力は弱い。末梢神経症状に過感覚、無感覚、麻痺がある。ライ腫型と類結核型の2種があり、全身の肉芽腫（ライ結節）を形成し臓器が変形する。WHOではリファンピシン、サルファ剤、クロファジミンの3剤併用が推奨されている。松本清張の『砂の器』はハンセン病関連の小説として有名。北条民雄『いのちの初夜』も名高い。2002年にはハンセン病文学全集の刊行が開始された。

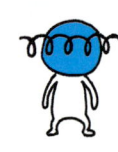

スピロヘータ

ラセン状形態をしたグラム陰性の細菌で、ラテン語でコイル状の髪を意味するスピローカエタが語源だ。トレポネーマ、レプトスピラ、ボレリアの3属がある。

1 トレポネーマ

・**梅毒（トレポネーマ・パリダム）** 性感染症で胎盤を通過、胎児に感染すると先天性梅毒になる。第一期の初期変化群は3～4週で初期硬結、硬性下疳をみる。第二期は6～7週で、皮膚梅毒、バラ疹、梅毒疹、扁平コンジロームをみる。第三期は数年後で内臓、筋肉、中枢神経、血管に進行性、破壊性の肉芽腫形成、ゴム腫、慢性増殖性間質炎をみる。ペニシリンが効く。サルバルサンはエールリッヒと秦佐八郎が1910年に開発した世界初の合成有機ヒ素薬である。また、172ページにもあるように、かつてはマラリアに感染させ、高熱にして駆除する治療法も用いられた。

2 レプトスピラ

・**ワイル病（スピロヘータ・インターロガンス）** 人獣共通スピロヘータで黄疸、出血、蛋白尿、心筋炎を合併する。野生動物の腎臓に棲息し、尿に排菌される。

3 ボレリア

・**回帰熱（ボレリア・レカレンティス）** 媒介昆虫がダニ由来とシラミ由来によって病態が異なる。発熱期と無熱期を繰り返す。テトラサイクリンが効くが治療しないと致死率は3割だ。

・**ライム病** 野ネズミやシカ、野鳥が保菌動物で、マダニにより感染する。1975年、アメリカ・コネチカット州オールドライムで発見され、命名された。ダニに咬まれた部位を中心に、遊走性紅斑をきたす。その後全身に広がり、心症状、眼症状、筋肉炎など多彩な症状をきたす。

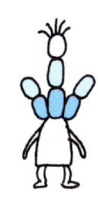

真菌（カビ） 大きさ 10〜100ミクロン

自己増殖する細胞性生物で、核を持つ真核生物。隔壁をもつ藻菌類と、隔壁をもたない子嚢菌類、担子菌類、不完全菌類がある。経皮感染、空気からの経気道感染がほとんどだ。治療薬は抗真菌薬であるアムホテリシンB、フルコナゾール、エキノカンジン系がある。

1 子嚢菌類

・**白癬菌症（白癬菌）** みずむし、頭部白線 たむしの原因菌。

・**アスペルギルス症（アスペルギルス・フミガータス）** 気管支喘息、過敏性肺炎の原因。菌球を肺に作る。アフラトキシンというカビ毒を産生する。血液疾患や陳旧性の結核に起因するもの、移植やステロイド、免疫抑制に関する日和見感染でもみられる。

・**ニューモシスチス肺炎（ニューモシスチス・ジロベチイ）** 間質性形質細胞性肺炎の原因。昔はカリニ原虫が原因と考えられていたためにカリニ肺炎と呼ばれたが、現在は真菌類の子嚢菌と判明した。HIVの日和見感染でもみられる。ST合剤が効く。

2 担子菌類

・**クリプトコッカス症（クリプトコッカス・ネオフォルマンス）** 鳩の糞にいる。日和見感染が多いが、健常者にも病変を引き起こす。肺、大脳を冒し肺炎、髄膜炎になる。

3 接合菌類

・**ムコール菌症** ケカビと呼ばれる。アスペルギルスと同様、日和見感染で起こる。4型ある。

4 不完全菌類

・**カンジダ症（カンジダ・アルビカンス）** 口腔や腸管、膣の常在菌で、抗癌剤治療や移植、HIV感染時にみられる。鵞口瘡は生後数週間以内にみられ、白苔が付着する偽膜性の病変で痛みも炎症もない。菌交代症でもある。

原虫

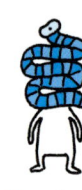

単細胞の真核生物で代謝、運動、生殖を独立して行なう。寄生がライフサイクルに必須なタイプと、必須でないタイプがある。

1 根足虫類
もっとも原始的な構造の原虫で、偽足を出し移動する。普段はアメーバの形態だが、悪環境で嚢子になる。保菌しても発病しないことがある。

- **赤痢アメーバ（エンタモエバ・ヒストリティカ）** 栄養型と嚢子型があり、経口接種すると嚢子は耐酸性で、アルカリ性の小腸で皮膜が破れ栄養型になる。
- **大腸アメーバ** 病原性はない。

2 鞭毛虫類
鞭毛が一本もしくは複数生えている原虫。

- **ランブル鞭毛虫** 栄養型が小腸や胆道に寄生する。下痢を起こす。
- **トリコモナス（トリコモナス・バジナーリス）** 緑黄色の分泌物を生じる膣炎。40％で淋病と混合感染。パパニコロ染色で染まりメトロニダゾールが効く。
- **トリパノソーマ（トリパノソーマ・ブルセイ）** 紡錘形で縁に波動膜がある。ツェツェバエが媒介。ローデシア型は急性、ガンビア型は遷延性。
- **シャーガス病（米国型トリパノソーマ）** 発熱、肝脾腫が急性期に起こり、心筋炎、不整脈、巨大食道、巨大結腸を引き起こす。サシガメが媒介する。
- **リーシュマニア症（リーシュマニア・トロピカ）** 侵入した皮膚に丘疹ができ、結節から慢性潰瘍化する。スナバエ媒介。
- **内臓リーシュマニア（カラアザール＝黒熱病）（リーシュマニア・ドノバニ）** 発熱と共に肝脾腫、リンパ節腫脹、白血球減少をみる。

3 線毛虫類
もっとも高等な種で多数の線毛を持つ。

- **大腸バランチジウム** 慢性の下痢。大腸の壊死性、潰瘍性炎症を起こす。

4 胞子虫類
寄生サイクルを必要とする。住血胞子虫類は血液中、血漿中に寄生する。

- **トキソプラズマ（トキソプラズマ・ゴンデイ）** 最終宿主のネコの小腸上皮で有性生殖する。ここで作られたオオサイトが中間宿主のトリやヒトの体内で増殖型となり、肝臓、脾臓、脳、血流、筋肉に認め

170

る。主症状は脳脊髄炎である。網脈絡膜炎も起こす。

- **先天性トキソプラズマ症** 死産、網脈絡膜炎、脳内石灰化、水頭症、小頭症などが認められる。妊婦はネコに近づくな、という警句がある。これはトキソプラズマが、ネコに常在している原虫のためである。
- **マラリア（プラスモジウム）** 悪い空気を意味するmala ariaが語源。4種類のマラリア原虫が知られる。初期症状は徐々に上昇する発熱、次いで戦慄、頭痛や悪心を伴い、多量の発汗で解熱する高熱になる。無熱期が1日あり、再び熱発を繰り返す隔日発熱の形式を取る。

- **三日熱（プラスモジウム・バイバックス）** 1週間から1ヶ月発熱が続く。再燃が2年〜5年の周期で出現する。幼児や高齢者、免疫不全者で重症になるが、それ以外は重症化しない。
- **卵型（プラスモジウム・オーバレ）** 三日熱に似る。
- **四日熱（プラスモジウム・マラリアエ）** 無熱期が2日ある。50年近く再燃を繰り返すこともある。
- **熱帯熱マラリア（プラスモジウム・ファシパルム）** 発熱周期は不明average。重症化すると黄疸、凝固不全、腎不全、肝不全、急性脳症が起き、未治療だと死亡率は10％を超える。

マラリアのライフサイクル

マラリアは中間宿主のヒトとサルで無性生殖期を過ごし終宿主、蚊の体内で有性生殖期になり、媒介される。

ハマダラカからスポロゾイトという組織型で人体に入ると、肝細胞で分裂しメロゾイトになり赤血球に入る（赤血球型）。赤血球内で小環状体になり、虫体が赤血球の大きさになると分裂体になり、発熱する。ついで無性生殖でメロザイトになると赤血球は崩壊し、他の赤血球に入り、発熱する。メロザイトが分裂せず生殖母体になり、蚊に吸血されると中腸で雄性、雌性生殖体に繰り返す。メロザイトが分裂せず生殖母体になり、やがて虫様体を経て胞嚢体になる。これがスポロゾイトになり、吸

治療はクロロキン、キニーネなど抗マラリア薬が知られるが、副作用が強いものが多い。日本では認可された治療薬が限定されているため、「熱帯病治療薬研究班」を通じて国際的に使用される薬を入手する必要がある。

マラリア原虫は1880年、フランスのラブランがアルジェリアで患者の赤血球から発見した。ハマダラカによる媒介を証明したのはイギリスのロスだ。オーストリアのヤウレッグは、梅毒患者にマラリアを感染させ、高熱にして梅毒トレポネーマを駆除した後マラリアをキニーネで治癒するという画期的な梅毒の治療法を編み出した。

マラリアと人類の関わりは古く、古代エジプトではクレオパトラがマラリアに悩まされていたという証拠がある。日本では平清盛もマラリアで死亡した可能性が考えられる。小説では川端勇男の啓蒙科学小説『小説マラリア』が1944年に出版されている。この他にも有吉佐和子が『女二人のニューギニア』という小説でマラリア感染について書いている。

血中に人に注入される。

172

第 2 章　病気について、一気に語ろう

マラリアのライフサイクル

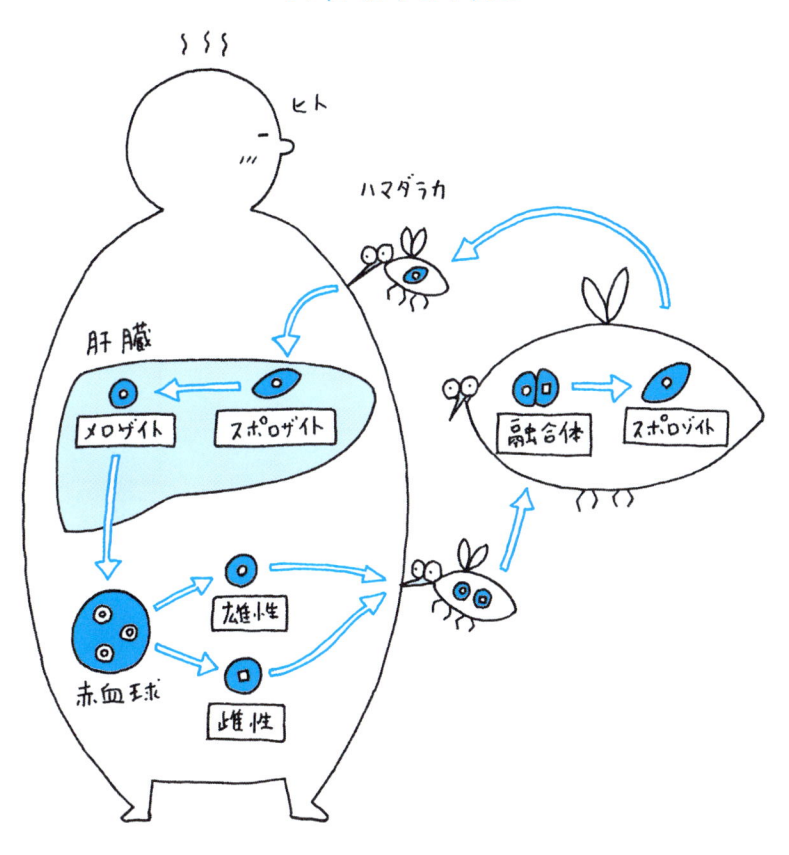

- ヒト
- 肝臓
  - メロゾイト
  - スポロゾイト
- 赤血球
  - 雄性
  - 雌性
- ハマダラカ
  - 融合体
  - スポロゾイト

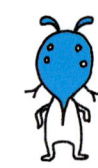

寄生虫 《蠕虫（ぜんちゅう）類》

多数細胞からなる生物レベルの個体で、宿主体内で全生涯を過ごすタイプと、有性、無性の両生殖の世代交代を行なうタイプがある。成虫が生存する宿主を終宿主、終宿主への到達前の宿主を中間宿主と呼ぶ。宿主動物が決まっていることを宿主特異性、寄生臓器が決まっていることを臓器特異性と呼ぶ。寄生虫はヒト体内では増殖しない。例外は糞線虫で、免疫抑制状態などで自家感染、増殖する。寄生虫が害を成すのは物理的に臓器を圧迫し障害する、分泌物などを出し化学的に障害する、炎症を起こすなどによる。

1 線形動物 線虫類

- 蟯虫症（ぎょうちゅう）（エンテロビウス・ベルミクラーリス） 無症状だが肛門周囲掻痒がある。肛門セロテープ試験で鏡検を行なう。肛口直接感染である。
- 回虫症（アスカーリス・ルンバリコイデス） 無症状であるが、時に胆道や膵管に迷入する。
- アニサキス症（アニサキス・フィセテリス） 魚、イカや海獣に存在する。ヒトは機会宿主（たまたま遭遇する、本来は宿主にならない動物）だが、幼虫が胃を穿通できないために発症することになる。冷凍しても15時間は死なないため、生食時には注意が必要である。サバアレルギーはアニサキス虫体抗原に対するアレルギー反応と考えられている。
- フィラリア（糸状虫） リンパ管に棲息し象皮病、熱帯性好酸球性増多症の原因となる。ミクロフィラが血中を巡回している時に蚊、アブが血を吸うと感染幼虫になる。

2 偏形動物 吸虫類

- 日本住血吸虫（シストゾーマ・ジャポニカ） 消化管症状がメインだが、そのうち特に強いのは肝症状で肝線維症、門脈圧亢進から肝硬変になる。消化管症状には下痢、血便があり、大腸癌ハイリスク群となる。ヒトや家畜哺乳類とミヤイリガイに寄生し、終宿主から排泄された虫卵がミラシジウムになり中間宿主の貝に侵入しセルカリアになり水中に出現し、終宿主であるヒトに水中で経皮的に侵入する。感染

第2章 病気について、一気に語ろう

後は虫卵の排泄が長期にわたり継続する。ヒトーヒト間の感染はない。マンソン住血吸虫（シストゾーマ・マンソニ）も同様の生態である。

・ビルハルツ住血吸虫（シストゾーマ・ヘマトビウム）　膀胱静脈叢に棲息し排尿障害、頻尿、血尿を見て、膀胱癌ハイリスク群になる。治療はプラジカンテルの投与である。

・ウエステルマン肺吸虫症（パラゴニムス・ウエステルマニ）　咳、血痰、胸痛など呼吸器疾患がメインになる。哺乳動物が終宿主で、第一中間宿主はカワニナ、第二中間宿主はサワガニやザリガニとなる。終宿主であるヒトへの感染はメタセルカリア（感染性幼虫）を持つサワガニを生食し経口感染することが多い。プラジカンテル、ビチオノールが効く。

・宮崎肺吸虫症（パラゴニムス・ミヤザキアイ）　胸膜炎や気胸が多い。

・肝吸虫症（コロノロキス・シネンシス）　無症状だが胆道炎から肝硬変へ移行する。胆道癌リスクファクターとなる。哺乳類が終宿主で第一中間宿主はマメタニシ、第二中間宿主は淡水魚である。メタセルカリアをもつ淡水魚を生食し感染する。

3　偏形動物　条虫類

・広節裂頭条虫症（ジフィロボスリウム・ラティウム）　別名サナダムシと呼ばれるのは真田紐と似た形状のため。無症状か軽症だが、まれにビタミンB12不足症になる。虫卵はミジンコに捕食されプロセルコイド幼虫になり、第二中間宿主の淡水魚に摂取、プレロセルコイド幼虫になり、生食され終宿主であるヒトに至る。176ページ参照。

・包虫症（エキノコッカス症）　単包性包虫症（エキノコッカス・グラニュローシス）と多包性包虫症（エキノコッカス・マルチロキュラーリス）がある。北海道ではキタキツネが感染源。虫卵を含む糞便を経口接種し感染する。肝臓に嚢胞を作る。

【単包性包虫症】　嚢胞の皮膜が硬く無症状だが嚢胞が破れるとアナフィラキシー・ショックになる。治療は外科手術による摘出。

【多包性包虫症】　嚢胞壁が壊れやすく、無制限に成長するので腫瘍性発育で浸潤性、かつ転移性で重症になる。治療はエタノール注入。

1970年に甲賀花郎が『青ギツネの島』という小説で北海道におけるエキノコッカス禍について書いている。

4　ダニ類

・疥癬（サルコプテス・スカビエリ）　ヒゼンダニがヒトの皮膚に浸入し、発疹を起こす。産卵しながら皮膚角層内をすすみ、疥癬トンネルを作る。亜鉛華軟膏を塗布する。

・シラミ　シラミは雄雌とも吸血する。アタマジラミ（ペディキュルス・ヒューマナス・カプティス）、コロモジラミ（ペディキュルス・ヒューマナス・コルポリス）、ケジラミ（フィチルス・ピュービス）の3種がある。感染症を媒介するのはアタマジラミのみ。ケジラミは性感染症だが、それ以外はヒトーヒト間の直接感染である。

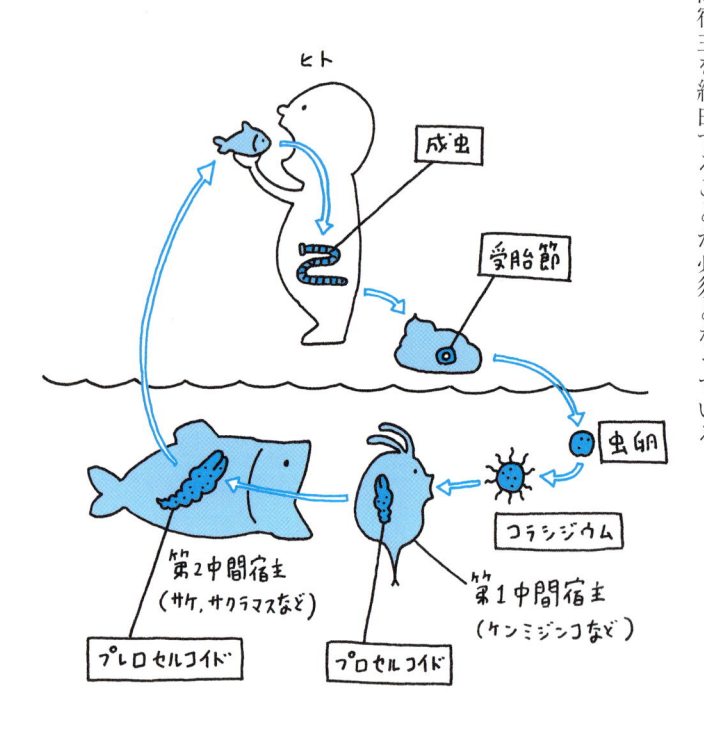

広節裂頭条虫のライフサイクル

ヒトの糞便内に受胎した節が出る→虫卵→コラシジウム
→第一中間宿主（ケンミジンコなど）プロセルコイド
→第二中間宿主（サケ・サクラマスなど）プレロセルコイド→ヒト
こうした中間宿主を経由することが必須となっている。

広節裂頭条虫のライフサイクル

ヒト
成虫
受胎節
虫卵
コラシジウム
第1中間宿主（ケンミジンコなど）
プロセルコイド
第2中間宿主（サケ、サクラマスなど）
プレロセルコイド

■ 各臓器における感染症

女性器【子宮】
・ヘルペスウイルス（HSV-2）

呼吸器【肺】
　細菌は肺炎レンサ球菌、ブドウ球菌、クレブシエラ、インフルエンザ桿菌、エジオネラ菌、結核、百日咳、ノカルジア。ウイルスはインフルエンザV、アデノV、ラインV、コロナV、ヘルペスV、コクサッキーV、パラインフルエンザV。マイコプラズマ。真菌はカンジダ、アスペルギルス、クリプトコッカス。寄生虫はウエステルマン肺吸虫。

消化器系【食道・胃・小腸・大腸・肝臓・胆嚢】
・**偽膜性食道炎**　チフス、猩紅熱、ジフテリアの時にみられる。
・**胃潰瘍**　ピロリ菌感染で起きる。194ページ参照。
　小腸・大腸―赤痢アメーバ、腸チフス、コレラ、エルシニア腸炎、腸結核、アニサキス症。
　肝臓―ウイルス感染が主。赤痢アメーバ。日本住血吸虫、エキノコックス幼虫。

泌尿器【腎臓・膀胱】
・**A群β溶連菌**　急性腎炎はびまん性管内増殖性糸球体腎炎の形態を取る。
・**腎盂腎炎**　腎実質、あるいは腎盂、腎杯系の細菌感染症。

循環器【心臓】

- **リウマチ熱** A群溶連菌感染後2、3週に免疫異常で心筋が攻撃される。
- **心筋炎** ジフテリア、インフルエンザV、コクサッキーV感染。

神経【中枢神経】

- **急性ウイルス感染** ヘルペス脳炎、日本脳炎、ポリオと遅延性ウイルス感染。
- **遅発性の亜急性硬化性全脳炎（SSPE）** 麻疹ウイルス感染。
- **進行性多巣性白質脳症（PML）** JCVによる脱髄性疾患。
- **急性化膿性髄膜炎** 肺炎球菌が原因。
- **クリプトコッカス症** 真菌では多い。
- **トキソプラズマ症** 寄生虫では多い。日本住血吸虫、肺吸虫症、包虫症。

皮膚

- **ウイルス感染** 単純性疱疹（HSV）、水痘（VZV）、疣贅（ゆうぜい）（疣贅ウイルス）。
- **細菌感染** 黄色ブドウ球菌による伝染性膿痂疹（のうかしん）、皮膚結核、ライ病。
- **ツツガムシ病** リケッチア感染。
- **白癬** 真菌・皮膚糸状菌の感染による。足白癬はみずむしで、皮膚カンジダ症もある。
- **疥癬** 寄生虫のヒゼンダニによる。アタマジラミ、ケジラミも皮膚症状を呈する。

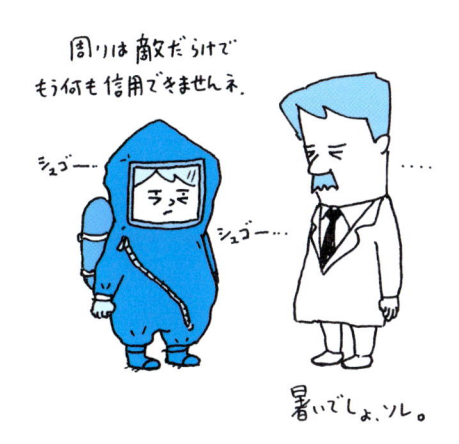

第 2 章　病気について、一気に語ろう

周りは敵だらけで
もう何も信用できませんネ.

シュゴー

シュゴー…

……

暑いでしょ、ソレ。

5 防衛

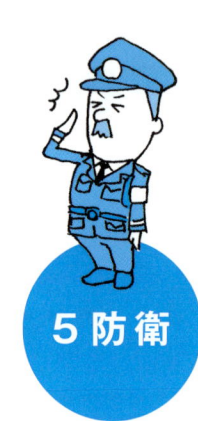

免疫異常・炎症

免疫はカラダの中では、警察官の役割を果たしている。

ということは、そこに異常が起こった場合、どう困るかもわかるだろう。悪いことをしてないのに逮捕されるという冤罪になるわけだ。

この仕組みがきちんと機能せず、サボタージュが行なわれたら、警察のない社会みたいなものになるから、犯罪だらけで収拾がつかなくなってしまうだろう。

カラダでいうと、さまざまな感染症に冒されてしまう免疫不全状態だ。

強制排除の性格を持つ、攻撃的な仕組みは塩梅するのがとても大切で、やりすぎても、やらなすぎても困ってしまう。やり過ぎれば自己免疫疾患やアレルギーになる。やらなすぎれば感染症に罹りまくる。

これに対し、炎症はラフだ。問題がある地点を爆撃する軍隊みたいなものだ。これも誤爆されては困る点は免疫と似ている。炎症はカラダの防御作用だけど、炎症が起こればその場所は焼け野原になってしまう。

まさに炎症ならぬ、炎上だ。また、爆撃すれば敵は倒せるけれど、同時に街に住んでいた味方や罪のない市民も巻き添えになる。このように炎症を無差別爆撃だと考えると、免疫はターゲットをロックオンした狙撃のようなものだといえるかもしれない。

180

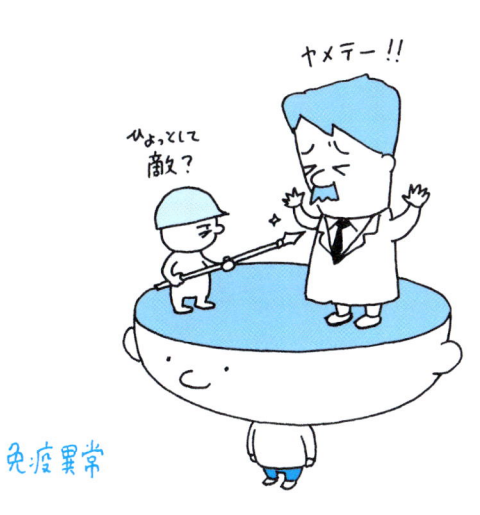

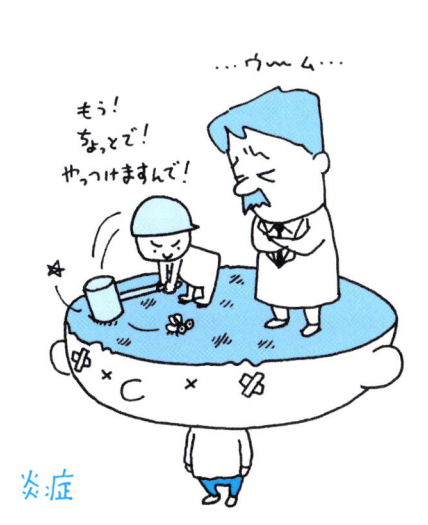

第 2 章　病気について、一気に語ろう

免疫のヤマイ――ひと言でいえば、ピンポイント狙撃の誤射

「二度罹らない」は免疫発見の端緒

免疫学の歴史は古い。紀元前430年、アテネのツキジデスは、以前病気に罹った者が二度とは同じ病気に罹らないことを記載した。たとえば麻疹に罹っても二度目は罹らない。でも一度麻疹に罹っても水疱瘡には罹る。これを「免疫特異性」と呼ぶ。

1796年、ジェンナーが種痘の実験を行ない、免疫学の発祥となった。この現象を汎用化したのが19世紀のパスツールで、病気の微生物病因論からワクチンを開発した。1890年にジフテリアと破傷風の抗毒素血清を作製したベーリングと北里柴三郎は免疫現象に血中タンパク質の抗体が関与していることを発見し、血清療法を確立した。

以上が大雑把な免疫学の歴史の流れである。

免疫は外部の攻撃からカラダを守る仕組みで、身体に害悪を成す他者を排斥するため、自分と外部の区別をつける必要がある。身体の防御反応である免疫が誤認するとカラダに不利益になる。それがアレルギー、自己免疫疾患、移植時の拒絶反応だ。

免疫は標的がきっちりしていて、炎症を誘発する。炎症は組織が破壊された場合に非特異的に起こる。標的ははっきりしておらず、局所に起こる。だから免疫は全身の防御反応で、炎症は局所の防御反応だともいえる。

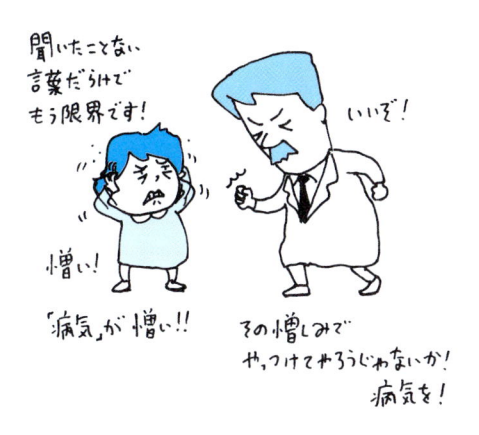

第 2 章　病気について、一気に語ろう

液性免疫と細胞性免疫

細胞や細菌、ウイルスの表面は金平糖のように突き出した棘で覆われている。それが抗原というタンパク質で、抗原を認識するのが抗体だ。

免疫には液性免疫と細胞性免疫がある。

液性免疫ではBリンパ球と形質細胞が主役だ。B細胞と形質細胞は共に免疫グロブリンを産生する。これが抗体で、抗体が異物を攻撃する。抗体はY字形をしていて、抗原と結合するV字部分を抗原決定部位（エピトープ）と呼ぶ。抗体が抗原につくと貪食細胞が貪食しやすくなる。これをオプソニン効果と呼ぶ。補体の免疫も液性免疫に含まれる。補体はC1〜C9まで9種類ある小物質で、抗体の存在で励起されカスケード式に活性化し、異物の細胞壁に穴を開け破壊する。

細胞性免疫はT細胞が直接細菌を殺す。胸腺（Thymus）で産生されT細胞と呼ぶ。サブタイプには他の免疫細胞を抑制するヘルパーT細胞（TH·CD4＋）とサプレッサーT細胞（TS）がある。キラーT細胞（CD8＋）は移植細胞、ウイルス感染細胞、癌細胞を直接攻撃する。マクロファージは外敵を貪食し、その外敵が表面に持っている抗原を自分の細胞表面に提示するので抗原提示細胞とも呼ぶ。それをT細胞が感知し活性化する。存在する組織によって名称が変わり、脾臓・リンパ節では樹状細胞、肺胞、腹腔ではマクロファージ、肝臓ではクッパー細胞、皮膚では組織球またはランゲルハンス細胞、中枢神経系ではミクログリアという。

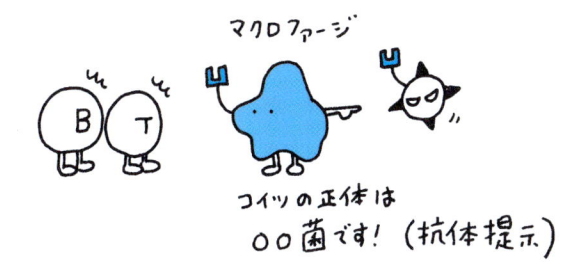

第2章　病気について、一気に語ろう

マクロファージ

B T

コイツの正体は
〇〇菌です！（抗体提示）

抗体を作って攻撃するB細胞 ⇒ 液性免疫

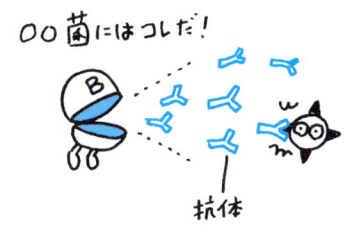

〇〇菌にはコレだ！

抗体

直接やっつけるT細胞 ⇒ 細胞性免疫

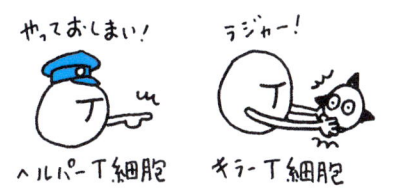

やっておしまい！　　ラジャー！

ヘルパーT細胞　　キラーT細胞

自己免疫疾患・膠原病

外部の敵を攻撃すべき免疫システムが自分の身体を攻撃してしまう病気で、炎症が主な症状になる。膠原病は全身の膠原線維が炎症を起こすため、結合組織病とも呼ばれる。全身の膠原線維にフィブリノイド変性がみられる疾患群である。

- **全身性エリテマトーデス（SLE）** 慢性、多臓器性、自己免疫性病因の可能性が高い炎症性疾患で、若い女性に好発する。ループス腎炎が致死的。抗DNA抗体、免疫複合体の沈着物にて、全身の血管結合織が炎症を起こし線維化する。

- **慢性関節リウマチ（RA）** 運動器（関節、筋肉、骨、靱帯、腱）の疼痛とこわばりを示す疾患。全身結合織を冒す自己免疫疾患で、慢性経過で小関節が関節を破壊し、長い経過で肢体不自由になっていく。末梢関節が対照的に炎症を起こし、関節構造に進行性の破壊をもたらす。フィブリノイド壊死を伴う。パンヌスは関節軟骨の一部を破壊し肉芽組織を形成したものだ。RF（リウマチ因子）はIgGに対する自己抗体である。1時間以上の朝のこわばりや、3ヶ所以上の関節の関節炎などの診断基準がある。

- **リウマチ熱（RF）** 溶連菌感染後の心外膜の急性線維素性炎。

- **結節性多発性動脈炎（PN）** 一種の全身性壊死性脈管炎で、中等度の筋性動脈が部分的に炎症と壊死を起こし、組織の二次的虚血変化を伴うもので予後不良になる。

- **全身性強皮症（PSS）** びまん性線維症、変性変化、皮膚、関節、内臓（食道、下部消化管、心臓、肺、腎臓）の血管異常が特徴的な、原因不明の慢性疾患である。レイノー現象が特徴的で、皮膚が硬くなる。

- **多発性筋炎・皮膚筋炎（DM）** 筋肉（多発性筋炎）、もしくは筋肉と皮膚（皮膚筋炎）の炎

第 2 章　病気について、一気に語ろう

症性変化、及び変性変化をきたす疾患。特徴的な皮膚症状にヘリオトロープ疹がある。小動脈炎で、20％に悪性腫瘍が合併する。

- **高安病（大動脈炎症候群）** 大動脈とその分枝を冒す原因不明の炎症性疾患である。若い男女に起こることが多い。

- **シェグレン症候群** 眼、口、その他の粘膜の乾燥が特徴的な慢性の、原因不明だがおそらく自己免疫疾患と考えられる全身性炎症性疾患である。乾燥性角結膜炎、口内乾燥、リウマチ様関節炎の三徴である。

- **ベーチェット症候群** 多臓器性、炎症性、再発性の慢性脈管炎疾患である。口腔粘膜にアフタ性潰瘍、皮膚の結節性紅斑、虹彩毛様体炎、動脈瘤が起こる。

- **ウエゲネル肉芽腫症** 上部、または下部の気道粘膜の限局性肉芽腫性炎で始まり、全身性壊死性肉芽腫性血管炎や、糸球体腎炎に移行することもある。中年男子に多く、発症後1年で死亡する。好中球の細胞質に対する自己抗体が証明されている。気道の壊死性、肉芽腫性病変、全身の壊死性血管炎、糸球体腎炎が三徴である。治療はシクロフォスファミドとステロイド剤である。

- **グッドパスチャー症候群** インフルエンザ罹患後、急速進行する糸球体腎炎。抗糸球体基底膜抗体（抗GBM抗体）が肺と腎にⅡ型アレルギー障害を起こす。

免疫不全症候群

免疫が機能しないと感染症が致死的になり、その生涯は短命に終わる。

1 重症複合免疫不全症候群

免疫関係遺伝子が障害され免疫不全になる。ガスリー法を用いた新生児の遺伝子診断は、米国ウィスコンシン州から始まり、かなりの州で実用化されている。生後4週から生ワクチン接種が始まるため、この疾患の早期診断は生ワクチン接種による劇症感染症発症を未然に防ぐために役立つだろう。

- **原発性免疫不全症候群** リンパ球（T、B細胞）の欠損、減少、機能不全
- **伴性無ガンマグロブリン血症** 男児に多い preB 細胞の分化障害
- **ディジョージ症候群** T細胞系機能障害（Ⅲ～Ⅳ鰓囊（さいのう）の発生異常）
- **原発性食機能異常症** マクロファージ、好中球の貪食能の欠落

2 後天性免疫不全症候群（エイズ）

HIV感染症はCD4＋リンパ球を破壊し、細胞性免疫を損なう。1981年、特定の免疫不全症によらない細胞性免疫不全に伴う、一群の疾患を呈する独立した症候群として認知された。潜伏期2～5年は無症状で、やがて免疫機能が低下し日和見感染を発症する。多くの感染症が併発する。高度倦怠感、下痢、発熱、体重減少を認める。治療薬は現在では5系統ある。ヌクレオシド誘導体と非ヌクレオシド誘導体、プロテアーゼ阻害剤、インテグラーゼ阻害剤、侵入阻害剤（CCR5阻害剤）である。

188

第2章 病気について、一気に語ろう

【エイズ関連症候群】 細胞性免疫不全が本態である。

- 亜群B　神経症状。
- 亜群C　細胞性免疫の低下から日和見感染、カリニ肺炎。
- 亜群D　カポジ肉腫、悪性リンパ腫の併発。

アレルギー

アレルギーとは発生機序にかかわらず、すべての外来抗原に対するあらゆる過剰な免疫応答のことである。抗原に対する免疫反応に種々の生体反応が加わり生体に害を成す状態であり、Ⅰ～Ⅲ型は抗体が介する液性免疫の過剰反応である即時型とも呼ばれる。Ⅳ型はTリンパ球による細胞免疫の過剰反応で、遅延型とも呼ぶ。

- **Ⅰ型　アナフィラキシー反応（IgE）** 抗原と接触してできたIgE抗体がもう一度同じ抗原に接触して起こる。肥満細胞がヒスタミンやロイコトリエンなどの化学伝達物質を放出し、末梢血管や神経、平滑筋を刺激することで発症する。アナフィラキシーショック、喘息、アトピーなどが含まれる。アナフィラキシーショックは喘鳴、呼吸困難、低血圧の急性症状で生命を脅かす。アトピーはIgEが媒介する過剰な免疫反応で、鼻、眼、皮膚、肺を冒す。

- **Ⅱ型　細胞障害性反応（IgG・IgM）** 細胞表面の抗原や細胞表面に吸着した薬剤に抗体が結びつき、活性化された補体が作用し細胞を破壊して起こる。マクロファージやキラーT細胞が結合し細胞を傷害する場合もある。自己免疫性溶血性貧血、橋本病、バセドウ病、重症筋無力症などがグループに含まれる。

- **Ⅲ型　免疫複合体型反応（IgG・IgM）** 抗原抗体複合物の存在により活性化した補体が好中球を局所に集め、その好中球が複合体を貪食する際に放出されるタンパク分解酵素や活性

酸素が組織を傷害する。免疫複合体が血小板を凝集させ、血栓を形成し、組織に付着して組織を傷害する場合もある。血清病、SLE、関節リウマチ、糸球体腎炎などが属する。

・Ⅳ型 **細胞性免疫型反応（感作リンパ球）** 活性化した感作Tリンパ球が直接細胞を傷害するタイプと、キラーTリンパ球が局所に集積し肉芽腫をつくる遅延型がある。前者の例は接触性皮膚炎やツベルクリン反応、後者には移植拒絶がある。

■ 炎症のヤマイ――ひと言でいえば、空爆

炎症は外部因子や傷害された組織における局所防御反応だ。外部因子は外部からの異物で細菌などの感染源だ。傷害組織は変性細胞や、細胞が壊れた創傷組織である。

異物が侵入すると免疫機構が発動し、異物を破壊し貪食する。白血球が異物を貪食すると白血球は壊れる。その死骸や壊れた組織が混然と存在する火事場状態を炎症と呼ぶ。自己免疫疾患も炎症により引き起こされる。

ケルスス（BC30〜AD38）が定義した炎症の四主徴は「発赤、腫脹、灼熱、疼痛」だった。その後ガレノス（AD129〜201）がこの四徴に機能不全を加え五徴とした。それ以降、炎症の基本概念はまったく変わっていない。2000年後、とある医学部で炎症の定義を学んだ僕は、そのことにちょっぴり感動したのだった。

急性炎症と慢性炎症

炎症には急性と慢性がある。

190

1 急性炎症

- **滲出炎・漿液性炎** 水腫状でさらさらした液体が出る炎症。痕跡を残さない。
- **線維素性炎** フィブリノゲン（線維素）析出から器質化し、治癒すると瘢痕化する。
- **化膿性炎** 好中球の死骸である「膿」が集積し黄白色不透明のどろどろした液体を含む。

2 慢性炎症

持続する炎症で結合織が増生し、リンパ球、形質細胞、マクロファージの滲出をみる。

- **慢性増殖性炎** 炎症が続き、組織が持続的に増殖反応したもの。
- **慢性肉芽腫性炎** 類上皮細胞と巨細胞の存在が特徴的で肉芽腫を作る。類上皮細胞はマクロファージ、組織球が変化したもので、巨細胞にはランゲルハンス巨細胞と異物巨細胞という二つのタイプがある。結核、ライ病、サルコイドーシス、リウマチ熱、慢性関節リウマチに認める。

炎症のヤマイあれこれ
——ここに提示した炎症は一部だけど、すべての臓器で炎症が起こりうる

・虫垂炎

虫垂の急性炎症で腹痛、食思不振、腹部圧痛がみられる。細菌感染で発症するが原因菌は確定されないことも多い。虫垂内腔が閉塞する原因は糞石が多く、他に果実の種子などがある。心窩部痛、悪心、嘔吐から始まり、痛みは右下腹部へ移る。筋性防御は炎症が腹膜へ波及した時に腹部を押すと硬くなる現象で、ブルンベルグ徴候は腹部を押し離すと痛みが増すため反跳圧痛と呼ばれ、虫垂が穿孔し腹膜炎になると認める。治療は外科的手術で虫垂を摘出する。抗生剤投与で安静にすると症状が治癒することも多い。

・肝炎

肝炎ウイルス感染により起こるが、ウイルスが肝臓を攻撃するのではなく、ウイルスに感染した肝細胞を防御機構が攻撃し炎症になる。だから消炎作用があるステロイドを使えば症状は軽減するが、ウイルス増殖に歯止めがかからなくなるのでステロイドは禁忌だ。治療には動物体内で異物に対し細胞が分泌するタンパク質で抗癌作用もあるインターフェロンが用いられる。主要な肝炎ウイルスはHAV、HBV、HCV、HDV、HEVの5種あり、それぞれA型肝炎、B型肝炎、C型肝炎、D型肝炎、E型肝炎と呼ぶ。HBVがDNAウイルスである以外はすべてRNAウイルスだ。B型とC型は慢性化しやすい。HAVは流行性肝炎と呼ばれ、慢性化はしない。経口感染する。HBVは垂直感染（出生前子宮内感染と出産時の産道感染）、水平感染（出産後授乳、輸血、

192

性行為など）がある。不顕性持続性感染の形式をとる一部のものをキャリアという。キャリアはHBe抗原陽性の母親から垂直感染した子に多い。

C型肝炎は1988年遺伝子の一部がクローニングされたが、それまでは輸血後肝炎とか非A非B型肝炎とも呼ばれていた。慢性になりやすく肝硬変を続発する。

D型はB型に重感染することが多い。E型は症状的にA型に似る。

肝炎ウイルスの他にもサイトメガロV、EBV、黄熱V、結核、アメーバ症、マラリア、肝吸虫、エキノコッカスで同様の肝炎症状をみる。

・急性膵炎

活性化された膵酵素の遊離分泌に起因する膵臓とその周辺の炎症である。トリプシノーゲンが活性化されトリプシンになると、消化酵素を次々に活性化し、自家消化する。カリクレインが活性化すると浮腫を起こしショックをきたす。エラスターゼが活性化すると血管壁を破壊する。トリプシン、フォスホリパーゼは膵実質を破壊し、プロスタグランジンを活性化する。プラスミンは出血をきたす。胆汁のリパーゼは脂肪壊死を引き起こす。こうした複合的な機序が膵炎の実態である。

このように同じ炎症性疾患でも、カラダに及ぼす悪影響が発症する機序は様々である。

■ 潰瘍と穿孔——炎症爆撃で施設が崩れると壊滅ではなく、潰瘍状態になる

潰瘍は炎症のうち組織の壊死が目立つもので、壊死性炎とも呼ばれる。滅多にそんな風に呼ぶことがないくらい、そして元病理医だった僕でさえ、今回久し振りに病理学の教科書を読み返してみて、へえそうなんだと気づいたくらい、この別名は影が薄い。

表面が炎症で一部崩れた状態になる。胃・十二指腸潰瘍が多いが、表皮がある部分では皮膚潰瘍、大腸潰瘍など、すべての臓器にも存在する。炎症や毒素で局所が循環不全に陥ることが原因と考えられる。癌と似た形になることが多いため、癌との鑑別が重要になる。潰瘍が深くなると消化管壁に穴が開き、穿孔する。そうなると手術が必須だ。

・胃潰瘍・十二指腸潰瘍

胃はペプシノーゲンというタンパク質分解酵素・ペプシンの前駆物質を分泌し、それが塩酸で活性化され、ペプシンになる。胃壁もタンパク質なのでペプシンに消化されてしまうが、粘膜から分泌される粘液が守っている。攻撃因子と防御因子のバランスが崩れると胃潰瘍になる。このために「酸がなければ潰瘍なし（No acid, no ulcer.）」という言葉もある。

治療はストレス解消し、心身を安静にするのが第一だ。難治性や穿孔した場合は手術する。治療薬はH2ブロッカーが基本だ。ヒスタミンは喘息やアレルギーを起こす物質で、胃液分泌を亢進する。アレルギーの薬であるH1ブロッカーが胃潰瘍に効かなかったのは、胃壁にはH1受容体がなかったためだ。その後、胃壁に特徴的なH2受容体が発見され、ブロックしたら潰瘍が治癒した。この薬がH2ブロッカーだ。ちなみにHはヒスタミンの頭文字である。

第 2 章　病気について、一気に語ろう

▼胃潰瘍の病理組織学的分類（村上の分類、1959）

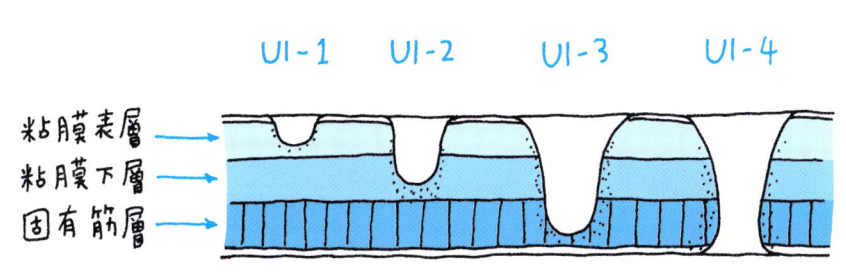

UI-1　　UI-2　　UI-3　　UI-4

粘膜表層
粘膜下層
固有筋層

ほかの機序にプロトンポンプ阻害薬がある。プロトンポンプは胃酸生成の最終段階の反応で、そこをブロックすれば胃酸分泌が抑えられ潰瘍が治るわけだ。

潰瘍のレベルは深さで決まる。
Ul−1はびらんと同義で、病変部は粘膜表層にとどまる。
Ul−2では、潰瘍は粘膜下層に達する。
Ul−3になると潰瘍は固有筋層まで達する。
Ul−4では、潰瘍は固有筋層を貫く。

痛いよう。

…胃潰瘍？

■ 各臓器における炎症疾患

女性器【卵巣・卵管・子宮・乳房】

- **卵巣炎** 卵巣の白質が厚く、ほとんどの場合、卵巣周囲炎になる。
- **子宮内膜炎** 化膿菌、淋菌が膣から上行感染する。時に卵管から下行感染することもある。
- **乳腺炎** 急性のものは授乳期、初産婦に多い。黄色ブドウ球菌の頻度が高い。

男性器【前立腺】

- **前立腺炎** 急性、慢性がある。尿閉になる。
- **睾丸炎** 流行性耳下腺炎の感染後に起こることがある。

呼吸器【肺】

- **肺炎** 大葉性肺炎は肺炎レンサ球菌が原因菌だ。結核、細菌、ウイルスなども多い。
- **慢性気管支炎** 定義は、「喀痰を伴った慢性、あるいは持続性の咳で上気道、気管支、肺の限局性病変や心疾患によらないもので、少なくとも2年連続して冬期3ヶ月以上にわたりほとんど毎日症状がみられるもの」という病気だ。
- **特発性間質性肺炎** 不可逆で蜂巣肺になったものを肺線維症と呼ぶ。原因不明の拘束性障害で、急性発症の形をとるものをハンマン・リッチ症候群と呼ぶ。
- **喘息** アレルギーで気管支平滑筋が収縮し気道閉塞傾向になる。呼気障害で気管支拡張剤が効果的だ。喀痰にシャルコット・ライデン結晶をみる。

消化管【食道・胃・小腸・大腸】

- **逆流性食道炎** 胃液逆流による。短食道症や裂孔ヘルニア、胃切除後でみる。
- **急性胃炎** 薬物誤嚥、細菌、寄生虫感染でみられる。
- **慢性胃炎** 原因は複雑で単純に割り切れない。胃潰瘍になるものも多い。
- **萎縮性胃炎** 胃壁細胞抗体によりビタミンB12吸収障害から巨赤芽球貧血（悪性貧血）が起こる。内因子抑制抗体をみる。
- **過敏性腸炎** 神経質な性格が素因にある。便通異常、腹痛などの消化器症状と、自律神経失調症、精神症状の両方を呈している。
- **虫垂炎** 192ページ参照。

【特発性炎症性腸疾患】

- **クローン病** 消化管、主に回腸末端と結腸を冒す。慢性全層性の非特異性の慢性炎症性疾患で、非乾酪性肉芽腫をみる。副腎皮質ホルモン、サラゾピリンが治療に使われる。
- **潰瘍性大腸炎** 大腸粘膜の慢性炎症性潰瘍性疾患。腹痛を伴う血性下痢が特徴で、大腸癌の長期リスクファクターである。治療はステロイドや免疫抑制剤。

消化器【肝臓・胆嚢・膵臓】

- **劇症肝炎** 広範な急性肝炎であり、機能障害が強く数日で死亡することが多い。
- **ルポイド肝炎** 自己抗体出現をみる。抗核抗体、抗糸粒体抗体など。
- **原発性胆汁性肝硬変（PBC）** 肝内胆管の進行性崩壊から、肝硬変、肝不全に陥る。胆汁がうっ滞し予後不良。抗ミトコンドリア抗体を認める自己免疫疾患である。
- **急性膵炎** 激烈な背部痛で発症しショック状態になり死亡率が高い。

泌尿器【腎臓・膀胱】

- **急性出血性膵炎** 急性膵壊死ともいう。蛋白分解酵素が漏れ、組織融解する。
- **慢性膵炎** アルコール性、急性膵炎から移行したものなどがある。
- **糸球体腎炎** メサンギウム細胞と器質の増殖を示す病態。形態的にリポイドネフローゼ、膜性糸球体腎炎、メサンギウム増殖性糸球体腎炎、内膜増殖性糸球体腎炎、半月体性糸球体腎炎、硬化性糸球体腎炎がある。
- **続発性腎炎** ループス腎炎（SLE）やPSSなど、自己免疫疾患に続発する。
- **バージャー病（IgA腎症）** メサンギウムという場所にIgA沈着をみる。
- **グッドパスチャー症候群** 抗糸球体基底膜抗体の沈着による腎臓出血と肺出血で、組織学的には半月体性糸球体腎炎の形態をとる。
- **膀胱炎** 原因菌は大腸菌が多い。

循環器【心臓・血管】

- **大動脈炎症候群** 脈なし病、高安病と呼ばれる。大動脈に炎症が起こる自己免疫疾患である。大動脈の内腔狭窄が鎖骨下動脈に起これば脈なし病、総頸動脈なら眼症状が出る。腎動脈であれば腎性高血圧になる。1908年高安右人（みぎと）が報告した。
- **バージャー病（閉塞性血栓性血管炎）** 血管の内膜肥厚から血栓が形成され、血管が完全閉塞する。下肢に多く、高安病と共にHLA-DQ群との関連性が高い。
- **結節性動脈炎、多発性動脈炎（PN）** 全身の細小動脈の壊死性、閉塞性疾患で、組織学的に動脈壁中膜のフィブリノイド壊死が特徴的である。

第 2 章　病気について、一気に語ろう

- **川崎病（急性熱性皮膚粘膜リンパ節症候群）**　乳幼児の急性炎症で発熱、結膜、口腔粘膜の発赤、リンパ節腫大。実は病名を正確に覚えれば病気の病態がそのまま理解できるというすぐれものの命名だ。大動脈とその分枝に炎症が起こる。1％で冠状動脈血栓、もしくは動脈瘤破裂が起こり、死亡する。1961年に川崎富作が発見し、1967年に報告した。

血球【赤血球・白血球・血小板】

- **自己免疫性溶血性貧血**　赤血球不完全自己抗体での溶血性貧血。
- **白血球減少症**（白血球）
- **血小板減少性紫斑症**（血小板）

神経系【中枢神経】

- **ライ症候群**　意識障害、痙攣、嘔吐など急性脳浮腫の脳症状と肝、腎の脂肪化。インフルエンザB型に続発、又はアスピリンとの関連性が高いと思われる。

神経系【末梢神経】

- **重症性筋無力症**　抗体性、もしくは細胞性のアセチルコリン受容体が破壊され、反復発作性の筋力低下および易疲労感を示す自己免疫疾患。神経筋結合部終板シナプスのアセチルコリンレセプターに対する自己抗体が生成する。症状は筋肉活動で悪化し、安静によって軽減する。繰り返す運動で眼瞼（がんけん）、嚥下、四肢の筋力が低下する。

骨格【筋肉・骨】

- **急性、慢性化膿性骨髄炎** 原因はブドウ球菌が多い。
- **脊椎カリエス** 結核感染は脊椎に多い。
- **関節炎** リウマチ、痛風性のものが多い。ウイルスはコクサッキーが多い。
- **多発性筋炎・皮膚筋炎** 膠原病でみられる。

皮膚

- **アレルギー性接触皮膚炎** アレルギー物質に触れることで感作される。
- **アトピー性皮膚炎** アトピー素因にもとづく疾患である。189ページ参照。
- **尋常性天疱瘡** 自己免疫疾患で、抗表皮細胞間物質交代が認められる。
- **蕁麻疹（じんましん）** 真皮浮腫である。211ページ参照。
- **にきび** 顔にできた痤瘡（ざそう）のこと。
- **吹き出物** 顔以外の部位にできる痤瘡のこと。
- **サルコイドーシス** 肉芽腫性病変で類上皮細胞性肉芽腫を全身に認める。

200

第 2 章　病気について、一気に語ろう

「よかれと思ってすることが
　まわりに迷惑をかけてしまう」。
　そんな炎症系の人って
　　　いるよねー。

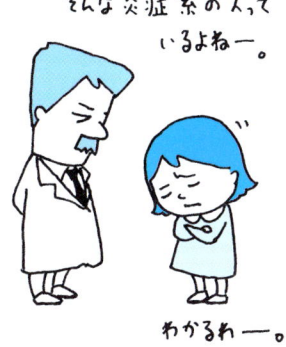

わかるわー。

6 娯楽

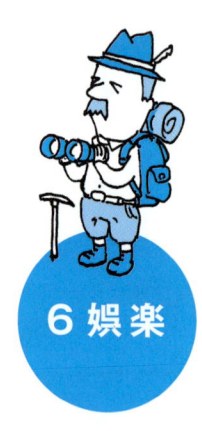

運動障害・感覚障害・精神障害

もちろん、わかっているつもりです。このタイトルの付け方に無理があって、他と整合性もとれていないということは。でも何となくつけたこのタイトルが、どんどんしっくりしてくるのは何とも不思議なものだ。

感覚的な情報取得は観劇や読書や音楽鑑賞、活動はスポーツなどの運動、そしてこころの動きは宗教が相当する、という考え方は、無茶といえば無茶なたとえ話だ。

でも、「遊びをせんとや生まれけむ」というくらい、ヒトにとって遊ぶということは本質的な欲求なので、この項をまとめる時、ものごとを見たり聞いたり、動き回ったり考えたり、という仕組みがうまくいかなかった場合、何が一番困るかというと、娯楽を楽しめなくなることではないか、と思いついたというわけだ。

これは断言してもいいけど、真面目な学者の先生たちには絶対に、こういうくくり方はできないという自信がある。

少し真面目にまとめてみよう。

感覚は外界からの情報の取得だ。運動は自分の行動を支える基本だ。そしてそのどちらも、神経系がコントロールしている。そうした情報と行動を元に、ヒトは感情というものを手にする。このあたりはこころの問題なので、この本で詳しく述べるのは適切ではないだろう。

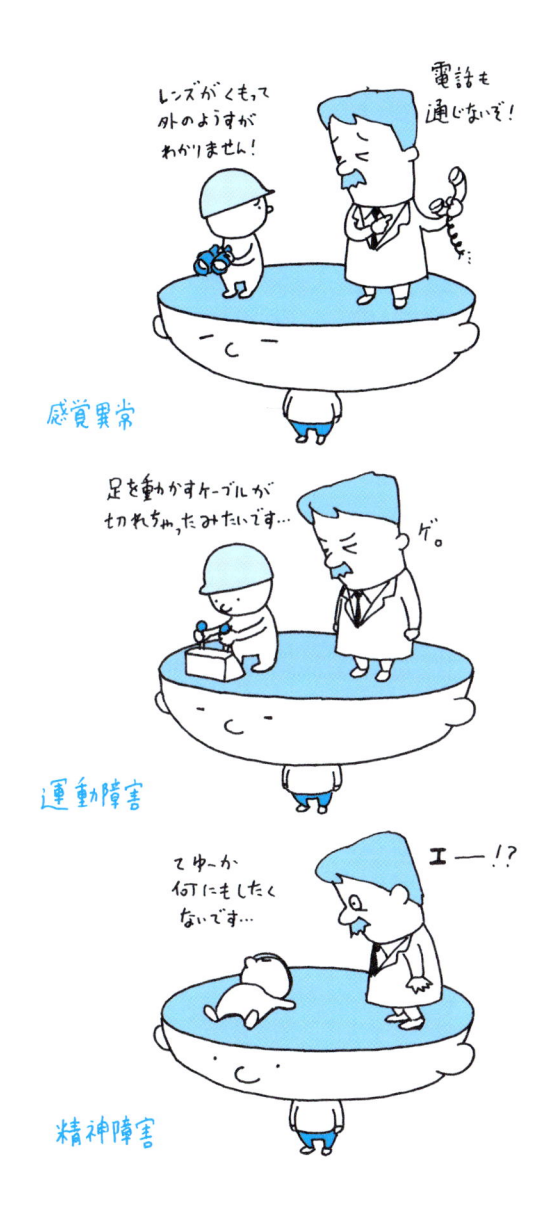

第 2 章　病気について、一気に語ろう

神経関連疾患のいろいろ
―― 神経は感覚を統御し、行動を司るため、全身症状になりやすい

神経系の仕組み

神経系は、中枢神経（大脳、小脳、脳幹、脊髄）と末梢神経のことだ。実質細胞はニューロンで、間質細胞は膠細胞（グリア）である。このグリアは星状膠細胞、乏突起膠細胞、上衣細胞、小膠細胞という4種類があって、前3種は神経細胞と同じ起源の上皮性細胞で、小膠細胞はミクログリアと呼ばれる単球系細胞だ。

神経を電気信号が走り、外部の刺激情報を得て解析し、筋肉に指令を出して行動に変える。だから神経系はカラダの司令塔だ。そこがおかしくなれば、様々な不具合が起こるのは当然のことだ。

てんかんは電気信号の異常放電

その電気信号の異常がてんかんだ。電気伝導異常で、大脳灰白質神経細胞が、過剰で無秩序な放電を一斉に行なうことで反復性発作を起こす。身体をのけぞるように引きつらせ痙攣発作を起こし、発作が終わると覚えていない。これが大発作（強直・間代性発作）で、全身の強直性痙攣、呼吸停止、顔面チアノーゼを認める。小発作は数秒から十数秒の意識障害だ。部分発作と全身発作があり、部分発作は発作の症状と脳波異常が特定の部位に限局される。小発作には意識障害があるものとないものがある。全身発作は両側半球障害があるものを指す。

頭蓋内圧亢進

大脳は頭蓋骨で囲まれているため、腫瘍や血腫が発生すると容積が増え、内圧が亢進してしま

う。これを頭蓋内圧亢進という。頭蓋は膜で仕切られたコンパートメントになっているために圧力を逃がすことができず、脳実質が膜の仕切りを越えて陥入するような事態が起こる。こういう病状を脳ヘルニアと呼ぶ。

薬物中毒は神経症状が出やすい

中毒はふつう全身に起こるが、薬物中毒などは神経系に症状が出やすいため、ここにまとめて記載する。

○ **ヒ素** 知覚神経が最初に冒され、続いて運動神経。軸索の変性が認められる。
○ **有機水銀（水俣病）** 小型神経細胞の異常。小脳の顆粒細胞萎縮をみる。
○ **一酸化炭素** 脳の腫脹、うっ血。
○ **エチルアルコール** 短時間に大量摂取すると急性アルコール中毒を起こすことがある。
・**ウエルニッケ脳症** 慢性的なエチルアルコール過剰摂取によるチアミン（ビタミンB1）不足で、眼振、運動失調→記憶障害、意識障害。出血性、浮腫性病巣が乳頭体、中脳水道周辺、第三脳質側壁、第四脳質底部に限局してみられる。また、ビタミンB1不足や放射線照射などでも神経症状は著明である。68ページ参照。
・**脚気** ビタミンB1不足。遠位部に強い、知覚障害、運動障害。
・**ペラグラ** ニコチン酸不足。痴呆、皮膚炎、胃腸障害。大型細胞変性を脳幹部、特に橋にみる。

放射線障害

早期障害は大脳の白質の限局性脱髄性病変。後期障害は組織の凝固壊死をみる。いずれにしても神経を冒されると多彩で重症な症状が出現する。

骨格系疾患のいろいろ——骨格系（筋肉、骨）の病気は運動障害につながる

外力での物理的破壊による運動機能障害

- **骨折** 運動器が受ける外力による障害で、骨に関するもの。
- **外傷性骨折** 骨組織が離断した状態であり、外力によるもの。
- **病的骨折** 病的骨組織が折れた場合をいう。

治癒は、まず骨の両断端の肉芽組織の後に類骨組織ができ石灰沈着する。これが仮骨で、仮骨形成は骨折の治癒の第一歩だ。次に骨組織が改変され現状復帰する。改変とは仮骨が過剰に生産され、これを破骨細胞が破壊し、骨芽組織で適正に補填することだ。

- **脱臼** 骨が関節内の正しい位置から外れ、機能障害を起こした状態だ。脱臼を元の位置に戻すことを整復という。

運動機能障害を起こす内因性の病気

- **リウマチ** 運動障害をきたす病気。運動器（関節、筋肉、骨、靭帯、腱）の疼痛とこわばりを有する疾患群で、自己免疫疾患と考えられる。186ページ参照
- **筋ジストロフィー** 筋肉や電気信号の伝達の異常により運動器が障害を受けると、思うように行動できなくなる。代表的疾患は、進行性筋ジストロフィーだ。遺伝性進行性筋萎縮症で伴性劣性、常染色体優性、常染色体劣性という3タイプがある。多い順にデュシェンヌ型、肢体型、顔面・肩甲・上腕肩（FSH）となる。デュシェンヌ型の原因となる遺伝子座は、X染色体短腕中央に位置する。このタンパク質はジストロフィンと名付けられている。初期に冒される登攀性起立（とうはん）（ゴウワー徴候）がみられる。自分の身体をよじ登るように起立する登攀性起立

206

れるのは腰帯筋で、歩行時に身体が左右に揺れる動揺性歩行を呈する。やがて上半身の筋肉の萎縮が起こり、心筋にも異常をきたし、心電図異常を呈するようになるが、嚥下筋、発語筋、横隔膜は最後まで冒されることはない。

良性のデュシェンヌ型は、別名ベッカー型という。

・**重症筋無力症**　骨格筋の易疲労性、脱力が主症状。自己免疫性疾患のひとつで、抗アセチルコリンレセプター抗体が神経筋接合部を攻撃し、神経筋接合部の伝達異常が起こる。外眼筋麻痺が主体で眼瞼下垂、眼球運動障害に伴う複視、閉眼不全になる。次に咽頭筋麻痺、四肢麻痺を認めるが、四肢麻痺だけが起こることはない。筋萎縮はしない。突発性の呼吸困難（クリーゼ）には注意を要する。速効性の抗コリンエステラーゼ剤・テンシロン静注で臨床症状が劇的に改善することで診断する。治療には抗コリンエステラーゼ剤、副腎皮質ホルモン、免疫抑制剤などが用いられる。

・**ミオパチー**　様々な原因で筋力低下、筋緊張低下、筋萎縮の症状を呈する病態の総称。

ヘルニアのいろいろ

ヘルニア（H）は身体の異常状態で、本来あるべき場所から脱出した状態を指す。脱出先が体外なら外ヘルニア、体内なら内ヘルニアと呼ぶ。椎間板ヘルニアは椎間板ヘルニア、脳ヘルニア、横隔膜ヘルニア、腹壁ヘルニア、鼠径ヘルニアがある。ヘルニアには椎間板ヘルニア、脳ヘルニア、横隔膜ヘルニア、腹壁ヘルニア、鼠径ヘルニアがあるためここにまとめたが、運動器以外の病変も多い。

・脳ヘルニア　頭蓋内圧亢進で、脳の一部がテントなどを越えて脱出した状態。
- テント切痕H　側頭葉が小脳テントを越えて脱出した状態。
- 小脳扁桃H　小脳扁桃が大孔に脱出した状態。生命危機になる。
- 鎌下H　帯状回が大脳鎌下に脱出した状態。

・横隔膜ヘルニア　横隔膜から胸腔に、腹腔内容物が脱出する。
- 食道裂孔H　横隔膜裂孔から胃が飛び出る状態。短食道症候群により起こることがある。裂孔Hにより、逆流性食道炎が起こることがある。
- ボッホダレック孔H　横隔膜背側の裂孔ヘルニア。結腸、小腸が胸腔に脱出。症状は激烈である。モルガニ孔Hと共に、心、肺の奇形や発育不全をきたしていることが多い。
- モルガニ孔H　横隔膜腹側右方の裂孔ヘルニア。大網、管、胃、腸、胆嚢が脱出するが症状は軽微であることが多い。

・腹壁ヘルニア　腹壁から、腹腔内容物である腸管や大網が脱出する。
- 臍H　臍輪（さいりん）から脱出する。
- 上腹壁H　腹部にある白線という組織から脱出する。
- 半月状線H　腹直筋鞘外側の欠損部からの脱出。
- 腹壁瘢痕H　手術創からの脱出。

第2章 病気について、一気に語ろう

- 鼠径ヘルニア　鼠径靱帯上方で鼠径部に主に腸管が脱出する。54ページ参照。
  - **外鼠径H**　内鼠径輪から鼠径管を通って脱出。腹部ヘルニアの50%。
  - **内鼠径H**　鼠径管を通らず腹壁から直接脱出。腹部ヘルニアの25%。
  - **大腿H**　大腿管を通って鼠径靱帯下方に脱出する。
- 椎間板ヘルニア　椎間板の一部が線維輪を破り外に出た状態。

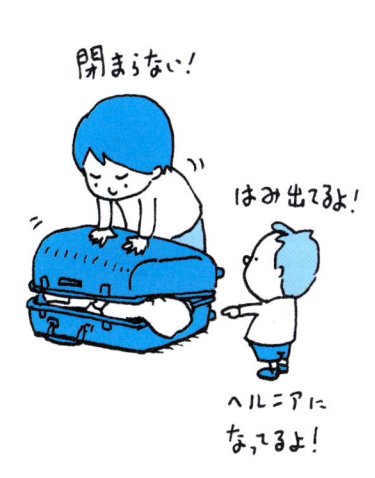

■ 皮膚病変のあれこれ
―― 目で見えるから、診断もしやすい。けれども種類が多くて大変

皮疹

皮膚では表面の形態観察が診断の第一歩である。皮膚病変を構成する最小単位の個疹（原発疹）は7種ある。原発疹が修飾されたものを続発疹といい、8種ある。

1 原発疹

① 斑――皮膚の色の変化である。血色素（赤）とメラニン色素（黒）が基本。紅斑と紫斑は血色素による。色素斑と白斑はメラニン色素の沈着と脱落である。
② 丘疹――表皮が肥厚し、膨隆するもの。
③ 結節――腫瘤で直径が1センチを超えるもの。
④ 水疱――皮膚の下に水のたまった膨隆ができる。
⑤ 膿疱――水疱が化膿性になったもの。
⑥ 嚢腫――真皮にできた空隙（くうげき）。
⑦ 膨疹――真皮の浮腫性変化。

2 続発疹

① 落屑（らくせつ）――皮膚表面が死に脱落したもの。
② 痂皮（かひ）――皮膚が壊れ、硬くなったもの。
③ びらん――皮膚表面の欠落。

④潰瘍──皮膚の欠損部位に炎症が起こったもの。
⑤亀裂──皮膚の肥厚の後に皮膚が裂けること。
⑥硬化──皮膚の真皮が肥厚すること。
⑦瘢痕──皮膚表面の潰瘍が治った後、繊維性の遺残組織になること。
⑧膿瘍──皮膚の下に化膿性のたまりができること。

3 湿疹

皮膚は外界に接する表皮、その下の真皮、さらにその下の皮下組織からなる。湿疹は、外界の刺激から生体を防御しようという表皮と真皮の反応で、痒みを伴う無菌性の病変のことを指す。原発疹や続発疹が種々の変化を伴って入り交じり出現する。原因不明のものもあるが、アレルギー性もしくは刺激性の接触性皮膚炎、アトピー性皮膚炎などが湿疹の原因としては多い。

4 蕁麻疹

外界からの刺激、あるいは生体内の刺激により起こる、一過性の真皮上層の毛細血管拡張と血管透過性の亢進によりもたらされる皮膚病変。表皮には変化が認められない。真皮層に存在している肥満細胞（マスト細胞）が含むヒスタミンという物質が放出されるとこうした症状につながる。

沈着症

皮膚に特徴的な病気で皮膚に石灰、アミロイド（多発性骨髄腫）、脂肪を貪食したマクロファージ（黄色腫）、尿酸（痛風）、ポルフィリン（ポルフィリン症）、ムチン（粘液水腫）などが沈着し、病気になる。

母斑症

神経・皮膚症候群で遺伝性疾患を指す。神経と皮膚は外胚葉起源であるために、発生学的に神経系と皮膚粘膜には共通する奇形、腫瘍が生じやすい。胎生早期の外胚葉細胞の異常発達が原因と考えられる。

- **フォン・レックリングハウゼン病**　133ページ参照。
- **結節性硬化症（ブーヌビル・プリングル病）**　皮膚症状と脳の多発性小結節。大脳側脳室周囲に多発し石灰化を伴う。知能発達障害やてんかんを認める。皮膚病変は皮脂腺腫である。
- **スタージ・ウエーバー病**　常染色体優性または劣性。顔面の赤ワイン色の血管腫と、同側大脳半球上の軟膜血管腫が主病変。顔面の血管腫と反対側の痙攣あるいは麻痺で診断がつく。知能障害、片麻痺や半盲も起こる。
- **フォン・ヒッペル・リンドウ病**　常染色体優性。小脳の血管芽腫と他臓器の腫瘍を合併する。腫瘍病変としては網膜の血管腫が多い。

212

第2章　病気について、一気に語ろう

■ 感覚器・口腔の病気
―― 問題がない時は気にならないが、ダメになると影響が大きい

眼の病気

眼は視覚情報を得る器官である。角膜、水晶体を通過し、網膜で像を結ぶ。それを網膜細胞が認知し、視神経を通じて大脳に直接情報を送る。視覚はもっとも強力な外部情報であるため、ここに不具合が生じると、日常生活を営むのが大変になる。

・**白内障**　眼の水晶体が濁る病気。「白そこひ」と呼ばれた。眼内レンズを入れる手術で治す。三井記念病院の赤星隆幸先生が開発したプレチョップ手術は2、3分で終了し、侵襲も少ないことで有名だ。加齢が発症要因。続発性のものとして糖尿病、ガラクトース血症、胎内感染がある。風疹、トキソプラズマ、サイトメガロウイルス感染、ぶどう膜炎、放射線被曝、ステロイド、アトピー性皮膚炎、ダウン症などに併発する。

・**緑内障**　網膜神経節細胞が死滅する進行性の病気。「青そこひ」と呼ばれた。眼圧が高いため発症すると考えられていたが、最近は正常圧の緑内障も多いことが判明している。ただし眼圧を下げれば病気の進行を抑えられる。早期に視野欠損症状が出て、やがて失明する。

視力障害

・**近視**　水晶体レンズの屈折異常で、映像が網膜の手前に結んでしまう状態。この他、眼球の軸が長いため、像が手前で結んでしまう軸性近視もある。

・**遠視**　近視の逆。像が網膜の後方に結ぶもの。

・**乱視**　眼の屈折異常。角膜や水晶体が歪んで、光の屈折が乱れ像が乱れること。

耳の病気

耳は聴覚を司る器官だ。外耳、中耳、内耳があり、内耳は聴神経で大脳に直結する。

- **耳鳴** 音刺激がないのに音が認識される感覚異常。他覚的耳鳴は血管雑音が多い。
- **難聴** 音が聞こえにくくなること。先天性、後天性、突発性がある。先天性のものには薬物性（サリドマイド）、先天性感染（風疹、サイトメガロV、トキソプラズマ症、梅毒）などがある。
- **突発性難聴** 数時間で進行する高度の感音性難聴である。原因に薬物やウイルス感染（ムンプスや麻疹、インフルエンザなど）がある。
- **メニエール病** 反復性の回転性めまいに加え、耳鳴、難聴、嘔吐を呈する症候。内耳病変の原因として内リンパ水腫説が唱えられている。治療は対症療法である。

嗅覚の病気

嗅神経は脆く、外傷で無臭症になることがある。嗅覚消失、嗅覚異常、幻臭がある。

全身感覚の病気

- **脊椎損傷** 脊椎の構造は下部から順に尾椎（1）、仙椎（S1〜S5）、腰椎（L1〜L5）、胸椎（Th1〜Th12）、頸椎（C1〜C7）となる。脊髄から全身へ運動神経が出て、感覚神経が戻るため、強い外力により脊髄が損傷すると運動麻痺、感覚麻痺が起こる。神経細胞は再生しないので回復はしない。損傷レベル（脊髄の高さ）により障害が異なる。仙骨以下だと勃起、排泄に障害が起こる。下部胸椎以下だと両下肢が麻痺し車椅子が必要になる。C3の高さだと、横隔膜が麻痺して

214

第2章 病気について、一気に語ろう

自発呼吸ができず、人工呼吸器が必要になる。頸椎損傷はC6の高さで起こることが多く、C5の上腕二頭筋は収縮できるが、C7の上腕三頭筋を収縮できないため、肘を曲げられるが伸ばせなくなる。

原因は外傷で、ざっくり言うと交通事故が半数、高所からの落下が30％、転倒が10％、スポーツが5％だ。オートバイとスノーボードは危険因子である。

治療は、患者が障害を受容するところから始まる。ついでリハビリが行なわれるが、神経細胞は再生しないので、機能回復ではなく、残された機能を適切に使い、日常生活に適応させていくことだ。体位変換やプッシュアップなどにはげみ、褥瘡にならないように心がける。

このあたりは井上雄彦の車椅子バスケを主題にしたコミック『リアル』を読んでみてほしい。

歯の病気

・齲歯（うし）

齲蝕（うしょく）ともいう。虫歯のこと。口腔内の細菌、ストレプトコッカス・ミュータンスを始めとする口腔内の常在菌が乳酸をつくり、歯のエナメル質を脱灰する。細菌、食物残渣、唾液が集まり歯垢（プラーク）を形成するのが齲歯の第一歩だ。歯垢は細菌のバイオフィルムでもある。糖分は酸の産生を亢進するが、砂糖の主成分スクロールが最も酸産生を亢進し、キシリトールは低い。脱灰がエナメル質にある間は痛みはないが、象牙質に達すると痛みを感じる。この状態を放置すると、感染が歯根部に達し、歯根嚢胞や歯根肉芽腫が生じる。

齲歯の進行度はC1〜C4に分類される。

C1 エナメル質限局　C2 象牙質に達する　C3 歯髄に達する　C4 歯冠部が消失

精神障害のいろいろ——精神障害は病気ではなく障害である、という考え方

精神障害は、病理学では扱わない別立ての疾患群だ。ここでは疾患を列記する。

精神障害分類の疾患群

精神障害分類はWHOによるICDと米国精神医学会APAによるDSM体系の2系列があり、日本では主にDSM体系が用いられる。DSM体系は5軸にわけられる。

1軸　臨床症状群　2軸　精神遅滞と人格障害　3軸　一般身体疾患　4軸　心理社会的、環境的問題　5軸　機能の全体評価

・てんかん　脳波の過剰放電。神経関連疾患の項、204ページ参照。

・双極性感情障害（躁鬱病）　躁状態では異常な気分昂揚が続く。躁状態を追い求める傾向が強い。鬱状態になると気が塞ぎ、消極的で悲観的、活動性が低下する。注意散漫で快楽を追い求める傾向が強い。躁と鬱が交互に起こる。精神安定剤の投与と社会適応をめざす心理療法が治療の両輪だ。メジャー・トランキライザーと呼ばれる抗精神病薬と、マイナー・トランキライザーと呼ばれる抗不安薬、そして抗鬱剤が主要な治療薬である。

・統合失調症（精神分裂病）　陽性症状と陰性症状がある。神経過敏で的外れな受け答え、被害妄想、追跡妄想、誇大妄想に囚われ幻聴や幻視を感じる。知覚過敏は陽性症状で、陰性症状には緘黙（口を利かない）、自閉、カタレプシー（取らされた姿勢を続ける）、常同的思考という同じ考えを繰り返す、などがある。向精神薬投与と心理療法に、入院治療と外来治療を併用する。ロボトミーという大脳前頭葉の切離術は、現在は禁忌である。

・発達障害　生物学的要因により、乳児期から幼児期に発症する発達遅延である。その中には、

216

第2章　病気について、一気に語ろう

学習障害（LD）、注意欠陥・多動障害（ADHD）、高機能広汎性発達障害（高機能PDD）がある。高機能PDDにはアスペルガー症候群と高機能自閉症を含む。メチルフェニデート薬が治療に用いられる。

・**人格障害**　DSMの定義では「そのヒトが属する文化から期待されるものから著しく隔たり、広範でかつ柔軟性がなく、青年期または成人期に始まり、長期にわたり安定しており、苦痛または障害を引き起こす、内的体験および行動の持続的様式である」とある。代表的な様式には統合失調性、妄想性、反社会性、自己愛性、回避性、依存性、強迫性といったタイプがある。

・**パニック障害**　動悸、発汗、震え、息苦しさ、窒息、胸痛、吐き気、めまい、非現実感、発狂恐怖、死恐怖、しびれ、ほてりという13症状のうち4症状が突然出現する。20代から30代の若い男女に発症する。しばしばオープンスペースにいると不安になる広場恐怖に発展し、鬱病も出現する。

・**解離性障害**　解離性健忘、解離性遁走、解離性同一性障害（多重人格）、離人症などがみられる。記憶や意識が解離し、まとまりを失ってしまう一群の障害で、意識、記憶、同一性あるいは周囲の知覚の統合機能が混乱するもの。

・**外傷後ストレス障害（PTSD）**　1980年、DSMマニュアル第三版に登場した。不安障害の一種で病因論でなく、患者が示す症状で疾患を定義する記述現象的な方針を採用した。ベトナム戦争後に出現した概念だが、19世紀後半、米国の南北戦争後に出現した砲弾ショックや、第二次世界大戦後に生理神経症と名付けられた病態もPTSDだろう。極限的な経験のフラッシュバックや、刺激回避、反応麻痺と持続的な覚醒亢進症状が起こる。症状が1ヶ月以上継続し、社会的な領域で機能障害を起こしていることが診断に必要とされる。

・**認知症**　ラテン語で否定を意味するdemensと精神や心理を意味するmensに状態を表すia

217

がついてdementiaと呼ぶ。いったん正常に発達した知的機能が、後天的な脳器質障害によ
り持続的に低下し、日常生活や社会生活が営めなくなる状態と定義される。

・**心身症** 身体疾患の中で発症や経過に心理社会的因子が密接に関与し、器質的・機能的障害
を認める病態をいう。ただし神経症や鬱病など他の精神障害に伴う身体症状は除外する。過
敏性大腸炎や喘息、虚血性心疾患などにより起こる。

精神疾患群への治療法（アプローチ）

治療法はこの領域ではアプローチと呼ばれ、いろいろな手法がある。

①薬物療法 ②カウンセリング・来談者中心療法 ③理性感情行動療法
④自律訓練法 ⑤精神分析療法 ⑥交流分析 ⑦行動療法 ⑧認知行動療法
⑨バイオフィードバック療法 ⑩森田療法 ⑪内観療法 ⑫東洋医学的療法
⑬作業療法 ⑭芸術療法 ⑮箱庭療法 ⑯プレイセラピー ⑰グループセラピー
⑱ゲシュタルト療法 ⑲ソーシャル・スキル・トレーニング ⑳家族療法
㉑読書療法 ㉒アロマセラピー（芳香療法） ㉓民間療法

心身医学療法の三本柱は④自律訓練法、⑥交流分析、⑦行動療法である。
自律訓練法でリラックスと統一を図り、交流分析でなぜこうなってしまったのか、今後どうす
ればいいかを分析し理解する。それを体得するため行動療法を用いる、という流れだ。

薬物療法

精神病の薬物治療には、抗精神病薬、抗鬱薬、抗不安薬、睡眠薬を用いる。

第 2 章　病気について、一気に語ろう

○**抗精神病薬**
統合失調症に用いられるが、双極性感情障害における躁状態、分裂感情障害、妄想性障害にも用いる。鎮静作用、抗幻覚・妄想作用、抗自閉作用（賦活作用）がある。脳内の中脳―辺縁系、中脳―皮質系のドーパミン径路におけるドーパミン2（D2）受容体の遮断作用がある。D2遮断作用が強いと陽性症状に有効で、セロトニン受容体である5-HT2受容体の遮断作用が強いと陰性症状に有効とされる。
フェノチアジン誘導体、ブチロフェノン誘導体、イミノベンジル誘導体、ベンズアミド誘導体などがある。

○**抗鬱薬**　鬱病に用いる。抗鬱剤の作用は環状調整作用（抑鬱気分の解消）、意欲亢進作用、情動安定作用がある。SSRIは選択的セロトニン再取り込み阻害剤で、5-HTに選択性が高い。鬱病だけでなく、強迫性障害やパニック障害にも有効だという。SNRIはセロトニン・ノルアドレナリン再取り込み阻害剤である。可逆的モノアミン酸化酵素A阻害剤（MAO阻害剤）は、MAO-Aに選択的で可逆な阻害作用をもたらす。他に三環系、四環系、SSRI、SNRI、MAO阻害剤などがある。

○**抗不安薬**　心身症と神経症に用いられる。抗不安作用、鎮静・催眠作用、筋弛緩作用、抗痙攣作用、抗鬱作用がある。ベンゾジアゼピン系が代表的である。

○**睡眠薬**　入眠障害、睡眠持続障害、熟眠障害に大別される不眠に用いる。入眠障害では超短時間型、あるいは短時間型を、睡眠持続障害では中間型、あるいは長時間型を投与する。睡眠薬の

強さを表す指標に半減時間がある。血中の濃度が半減するまでにかかる時間で、血中濃度は漸減カーブを描くため、半減時間は薬の効果の持続の指標になる。

近年、メラトニン受容体作用薬、オレキシン受容体拮抗薬などが開発されている。

神経機能性疾患

神経性と考えられるが、心因性要素も強く、病因がはっきりしないためここに記載する。

・**ナルコレプシー** 睡眠発作が主症状で、加えてカタプレキシー（急激な一過性の筋緊張低下）、睡眠麻痺、就眠幻想がある。これらはREM睡眠と関係が深いといわれる。

作家の色川武大（僕にはもう一つの筆名、阿佐田哲也の方が馴染みが深く、『麻雀放浪記』は青春のバイブルだ）がこの病気である。伊集院静『いねむり先生』は突然眠ってしまう阿佐田哲也との赤裸々な交流を描いた作品である。

第 3 章

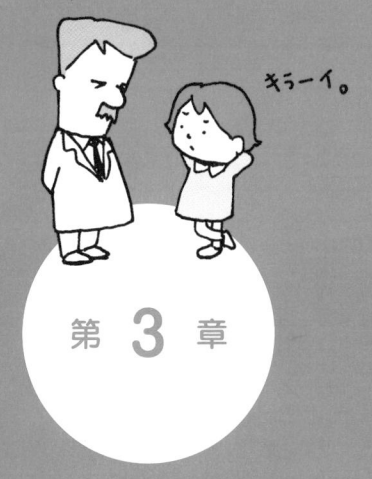

病気と医療

病気の全体像は2章であらかた説明した。でも病気について知りたくなる理由には、病気をきちんと治療してもらいたい、ということも含まれるだろう。だとすると、どうすれば病気とわかるのか、病気になったらどうすればいいのかを語らないと、この本の目的は果たせない。

ここでは、もしも君が病気になったらどうすると仮定をして話を進めていこう。病気に対し調べたり治したりする活動を称し医療という。医療は「医学を用いて治療する」を縮めた言葉だと勝手に思っている。それが本当に正しいかどうかは知らないけれど、そんなに的外れではないだろうという自信はある。

では、医療はどんな流れで行なわれるのだろう。

具合が悪くなったら、君ならどうする。家族に相談したり、周りで詳しそうな知り合いに尋ねたりもするだろうけど、たぶん最後には病院に行って、お医者さんに相談するだろうか。

ではその病院ではどういうことが行なわれているのだろうか。

まず話を聞かれる。そしてお医者さんが問題ありと思ったら、それに関係する検査を組む。その結果を総合して考えて、病気を決める。これが診断だ。診断できたら薬を出すか手術をする。これが治療だ。治療が済むと、経過観察し病気が治るまで見守る。

実はこれで医療の基本は網羅されている。話を聞いて検査する部分は診断。診断がついて、薬を出したり手術をしたりすることが治療。医療とは診断結果にしたがって治療をすることだ。

というわけで次項では、診断の原則、治療の原則について話をしよう。

第3章 病気と医療

■ 診断とはなんだろう──違いがわかる、ということが診断の第一歩

診断とは何か。言葉を見れば一目瞭然だ。「診て断ずる」、つまり身体の状態を観察してどういう病気か、判断することだ。

診断の枠組みは①「通常診断」、②「治療効果判定」、③「死亡時医学検索」となる。

①通常診断　病院に行くと、通常診断が行なわれる。次ページで説明する。

②治療効果判定　治療後、治療が効果あったかをを判断し、その後の治療に役立てる。

③死亡時医学検索　死亡時の医学的な検査。この診断は本人に対し直接の影響はない。ただし、死亡理由がはっきりすれば本人の尊厳が守られる。また、得られた医学情報は次世代に役立てることができる。

診断の差分原則

「最初に非侵襲性検査を行ない、次に侵襲性検査を実施する」のが原則だ。侵襲は破壊という意味だから「破壊しない検査の後に破壊して検査する」のは当然のことだ。

診断では同じものを比べ、差を決定するのが大原則だ。肝臓癌の進行具合を診断するためには「同じ病巣」の大きさを「同じやり方」で計測し、差を取らなければわからない。

これを「診断の差分原則」という。

初めて病変を見つける時は差分診断ではないのではと思うかもしれないが、実はそうではない。その時は正常組織と比較して「差」を見つけ出しているから、やはり差分診断になるのだ。

■ カラダを破壊しない検査（非侵襲性検査）

道具を使わないもの

1 問診　聞き取り

性別、年齢、職業の情報で本人同定する。次に「どんな症状か、いつから起こったか、起こり方にクセがあるか。経過に変化はあるか」を聞く。過去の病気が関係してくる可能性もあるから、「過去の病歴・既往歴」、遺伝性の可能性があるため「家族の病歴・家族歴」を必ず確認することも大切だ。

2 視診　目で見る

体表を破壊せず見える部分が対象になる。体表を見る、鼻腔鏡で鼻腔を覗く、なども含む。内視鏡で気管や胃、大腸の表面を見ることも視診の一種だ。

3 触診　体表を触る

身体の手触りや反応も重要な情報だ。乳房に触れ、硬くごつごつした塊を触知することが乳癌の発見の第一歩だ。

特殊な名称がついている触診所見もある。ブルンベルグ徴候は反跳圧痛と呼ばれ、虫垂炎で虫垂に穴があいた時に認められる。腹膜炎を併発していると右下腹部を押した時より、圧迫を解除した時の方が痛みを強く感じるという所見だ。

224

道具を使うもの

4 聴診　音を聞く

胸で聞くのは呼吸音と心臓の拍動音、腹で聞くのは腸管が動く際の蠕動音だ。

聴診器は1816年、フランスの医師、ルネ・ラエネクが発明した。それまで胸に直接耳を当て呼吸音を聞いていた。両耳にはめて聴取する双耳型聴診器を発明したのは1855年、米国の医師カーニマンだ。

聴診器には直接音を聞くことと、空気を介して聞く2通りの使い方がある。聞き取り方を変えると、細密な診断ができる。

循環器のプロは心臓の雑音を聞くだけで、心臓疾患を診断できる。

※心音聴取　心音はⅠ音〜Ⅳ音があり、その他に駆出音がある。Ⅰ音は心室収縮と房室弁閉鎖音、Ⅱ音は大動脈弁閉鎖時に起こるⅡA音と、肺動脈弁閉鎖時に聞こえるⅡP音がある。Ⅲ音は心室急速充満時に聞こえる。若年者では聞こえるが成人で聞こえるのは異常である。Ⅳ音は心房収縮音で聞こえるのは異常である。駆出音は半月弁開放や大血管の進展で聞こえる。

これ以外の音を心雑音という。心雑音の大きさはレバイン分類があり、Ⅰ〜Ⅵまでの段階がある。最も小さいⅠは聴診器で注意深く聞いて初めて聴取できるもの、最も大きいⅥは聴診器なしで聞こえる遠隔雑音というように、段階的に分類されている。

5 電位測定　心電図、脳波計、筋電図がある。

○心電図

胸に6ヶ所、両手足の4ヶ所、計10ヶ所に端子をつけ、心臓の電位変化を測定する。心筋細胞の細胞膜表面に陽イオンと陰イオンが同じ数だけあり、電気的にゼロにみえる状態を、「分極している」といい、電気的には中性の状態を指す。脱分極はイオン・バランスが崩れた状態で、心筋細胞が興奮している状態を指す。

心電図は脱分極と再分極で電気の波ができる。脱分極の高い波の後、穏やかな再分極の波がくる。心房の電位変化は小さく、心室の電位変化は大きい。

心電図の波は発生順にP波、QRS波、T波となる。P波は心房の脱分極、QRS波は心室の脱分極の波だ。T波は心室の再分極の波である。心房の再分極の波は、心室の脱分極QRS波の中に隠れる。心電図では心臓疾患、主に不整脈を発見できる。

○脳波計

頭部に電極をつけ、脳電位の変化を調べる。周波数で次のように分類される。

δ波4Hz以下　θ波4〜7Hz　α波8〜12Hz　β波13Hz以上

脳波計で診断できる病気の代表は、てんかんである。

6 呼吸機能検査

口から出入りする空気量を、スパイログラムという機械で測定する。普通の呼吸を一回換気量といい、胸一杯に吸い込んだ量を最大吸気量という。そして精一杯吐き出した時に、ふつうよりもさらに吐き出せる分を予備呼気量という。予備呼気量と最大換気量を加えたものを肺活量と呼ぶ。

第3章　病気と医療

精一杯吐き出しても、肺には空気が残る。これを残気量という。残気量と肺活量を加えたものを全肺気量と呼ぶ。

肺機能障害には、拘束性換気障害と閉塞性換気障害がある。通り道が狭くなって空気の出入りがしにくくなるものが閉塞性換気障害、肺の伸び縮みが悪くなって空気を吸い込めなくなるのを拘束性換気障害という。

7　内視鏡検査

内視鏡は人体内部を観察する機器で、硬い棒の硬性鏡と、グラスファイバーを用いた軟性鏡がある。観察する臓器によって名前が異なる。以下、開発された年代順にみてみよう。

膀胱鏡（硬性鏡）　1853年・開発者デソルモ（仏）
胃鏡（硬性鏡）　1868年・クスマウル（独）
気管支鏡（硬性鏡）　1897年・グスタフ・キリアン（独）
胃カメラ（軟性鏡）　1950年・宇治達郎（日本）オリンパス光学と共同開発。軟らかい管の先端に光源とカメラをつけたもの。
胃内視鏡（軟性鏡）　1960年代・ハラショビッツら（米）光ファイバー利用。
気管支鏡（軟性鏡）　1966年・池田茂人（日本）
カプセル型内視鏡　2000年代　カプセルを飲み込む。

大腸内視鏡による大腸ポリープ切除術（1969年、新谷弘実ら）

この他、胸腔鏡、腹腔鏡など硬性鏡を体内に挿入するタイプでは、皮膚に穴を開けるため、侵襲性の性質も併せ持つ。

8 画像診断

画像診断は特別な機械を用い、体内を画像変換して調べる検査である。主要な検査に次のようなものがある。

○単純X線写真

1895年、レントゲンがX線を発見した。X線検査は電磁波（波長1pm～10nm）で、人体の軟部組織を透過する。

○CT（コンピューター断層撮影）

放射線を用いて物体の断面を画像化する。
1973年、ハンスフィールド（英）とコーマック（米）が断層撮像装置を開発した。
1986年、線源の動きに特徴があるヘリカルCTが開発された。
1998年、検出器の配列に関する技術の4列マルチスライスCTが開発された。
これらの技術開発により、CTの診断精度と撮影速度が格段に向上した。

○MRI（磁気共鳴撮影）

常伝導機種（通常電流）と超伝導機種（超低温物質の電気抵抗がほとんどゼロになる現象）がある。原子核に外部から強力な磁場をかけるとスピンが揃い、パルス照射を止めると元に戻る（緩和現象）。並行し距離に比例した勾配磁場を掛け信号の位置情報を得て画像化するというのが、1973年にローターバー（米）が樹立した基礎的原理だ。何をいっているのかわからないかもしれない。正直、僕もわからない。でも原理はわからなくても、診断はできる。

228

MRI画像の基本はT1強調とT2強調の2種で、信号源は脂肪と体内水だ。金属はハレーションを起こし、画像を得られなくなるという弱点がある。

○エコー（超音波撮影）

超音波音源の探触子を当て、反射した超音波情報を画像変換する。1954年に開発され、現在の形になったのは1966年だ。

超音波は液体と固体で伝わりやすく、気体では伝わりにくい。

A、B、Mの3種類のモードがある。通常はBモードを超音波断層撮影と呼ぶ。

Aモード（amplitude／振幅）　反射エコーの振幅を縦軸に表す。
Bモード（brightness／輝度）　振幅を輝度で表す。
Mモード（motion／動き）　対象の動きを追うことができる。
カラードップラー法　ドップラー効果を利用し、対象の動きを追う。

○造影検査

画像診断を実施する際に、検査に感受性のある検査薬を造影剤という。たとえば細い血管が映らない画像診断でも、血管造影剤を用いると、細部まで描出され、診断の精度が上がる。

■ カラダの一部を破壊して行なう検査（侵襲性検査）

1 血液を採取して調べる検査

採血検査で行なわれるものに血球検査、生化学検査がある。他に酸素分圧を計る、血液ガス検査がある。血球検査は、赤血球数、白血球数、血小板数、ヘモグロビン量、白血球分画（どの種類の白血球が増えているか）を調べる。凝固系では、出血時間、プロトロンビン時間を調べる。生化学検査ではさまざまな生化学情報の数値を調べる。項目は総ビリルビン、直接ビリルビン、総蛋白、クレアチニン、尿酸、アルカリフォスファターゼ（ALP）、コリンエステラーゼ（chE）、γGPT、GOT（AST）、GPT（ALT）、LDH、総コレステロール、HDLコレステロール、中性脂肪、ナトリウム、クロール、カリウム、カルシウム、アルブミンなど。これらすべてに正常値があり、逸脱すると異常値として検出される。異常値の組み合わせと臨床症状から、病名を推量する。血球検査と生化学検査は静脈採血で行なう。血液ガスは動脈血採血で、酸素分圧と二酸化炭素分圧を計測する。呼吸状態が反映される。

2 病理診断・組織診と細胞診

病理診断とは、組織という実体を採取し、肉眼もしくは顕微鏡を用いて形態的に観察することで診断する行為である。マクロ診断とミクロ診断がある。
マクロ診断は摘出臓器を肉眼で観察する。ミクロ診断は組織を採取し標本にして、顕微鏡でミクロ診断をする。マクロ所見を取り、問題部位を採取し標本にして顕微鏡で診断する。ミクロ診断ではホルマリン漬けにした臓器から部分的に切り出した組織をパラフィンで封入しブロックに

して、ミクロトームという機械を用いて薄く切る。この時の組織は透明で、そのままでは観察できない。これをスライドグラス上で伝統的な染色法で染めると、種々の組織が特徴的に染まり、染色具合も含めて総合的に診断できるようになる。

ミクロ診断には、検体を染色する必要がある。基本染色、特殊染色は共に細胞自体をダイレクトに染める。免疫染色の正式名称は免疫組織化学と呼ばれる細胞表面の特異的タンパク質である抗原を検出する検査で、特異的抗原を認識する抗体に発色抗体を反応させる。

○基本染色
・HE染色＝ヘマトキシリン・エオジン染色　組織診断の基本染色で、ヘマトキシリンは核や好塩基性成分を青紫に、エオジン染色は好酸性成分を赤く染色する。

○特殊染色
・PAS染色　グリコーゲンを赤紫に染色する。
・エラスチカ・ワン・ギーソン染色　弾力線維を黒紫色に、膠原線維を赤、筋肉組織を黄色に染色する。
・マッソン染色　膠原線維を青、筋肉組織を赤に染色する。
・鍍銀(とぎん)染色　細網線維・神経原線維を黒染する。
・フォンタナ・マッソン染色　メラニン顆粒を染める。

○免疫染色
免疫染色は細胞膜表面にある組織特有の抗原を認識する一次抗体が接着する。一次抗体の尻尾を二次抗体が認識し、二次抗体の尻尾に発色物質や蛍光物質が接着し染色されるために、間接染色、応用染色とも呼ぶ。CEA（癌全般）、PSA（前立腺癌）、エストロゲン、プロゲステロン（女性器癌）など、癌特有の抗原を検出する。

3 DNA検査

DNAの多型的な部分を調べること。個人識別のために行なう鑑定である。

ワトソンとクリックがDNA二重螺旋構造を提唱しセンセーションを巻き起こしたのは1953年だが、32年後の1985年、英国の遺伝学者ジェフェリーズは個人特有の塩基配列であるDNA情報で遺体識別や血縁鑑定ができることを『ネイチャー』に発表した。これがDNA鑑定の嚆矢である。

1985年から使われた第一世代はDNAフィンガープリント（指紋）法で、個人同定率は低かった。1990年からの第二世代はシングルローカスプローブ法で、同定率は向上したが充分といえず、冤罪の温床になった。現在は1995年に開発されたマルチプレックスPCR法による短鎖DNA法（STR法）で、同じ型のDNAが出現する確率は理論上一卵性双生児を除けば4兆7000億人に1人という精度の高さになり、識別精度が飛躍的に向上した。ただし、これは理論上の数字で、現実には3万人のデータ中に同一鑑定情報があったという話もある。DNA検査は高感度のため、陽性検査と陰性検査を試行して調べるべきだが、日本の捜査現場では陽性検査しか実施されず、従来のDNA鑑定は証拠として否定されるべきだとする考え方もある。いずれにしても検査法のミスや個人識別の確率計算のミスに基づく鑑定ミスは常に冤罪につながるので、優れた鑑定法であっても、注意が必要だ。

○現在のDNA鑑定の例

① 短鎖DNA（マイクロサテライト）法（STR法） DNAの特定領域の繰り返し回数の違いを調べる。現在は15部位を調べるのが主流。

② 染色体短鎖DNAハプロタイプ型（Y-STR法） Y染色体の特定領域の繰り返し回数の違

第3章　病気と医療

いを調べる。男性が加害者になる性犯罪に有用。

③ミトコンドリアDNA法（mtDNA法）　ミトコンドリアDNAの配列の違いを調べる。

DNA鑑定の問題は東野圭吾『プラチナデータ』や、僕の『玉村警部補の災難』という短編集の中の『四兆七千億分の一の憂鬱』で扱っている。

DNA診断はウイルス検出にも用いられる。ウイルスの本体が核酸（DNAかRNA）で構成されているからだ。

DNA鑑定の結果、
ボクの大福を食べちゃった犯人は
アナタです！

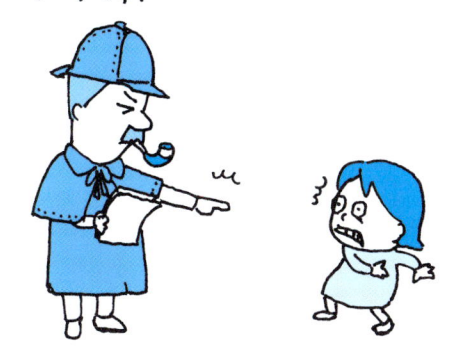

■ 治療の原則——カラダをよくするために行なわれる傷害行為

治療とはなんだろう

医療とは「医学を用いて治療する」ことだ。治療とは何らかの方法で病気を治し、好ましくない状態を改善することだ。このため「診断は医学、治療は医療」と言える。

治療には2系統ある。何かを体内に入れることで行なわれるもの。代表は薬物療法だ。そして何かを体内から取り除くもの。代表は手術療法だ。

両者とも病気を痛めつけるものだが、カラダにもダメージがある。薬は一種の毒だから、健康な人は飲まない。病巣を取り除く目的でなければ、頭や胸や腹をメスで切り開く手術は傷害罪になる。一見矛盾した行為になってしまうのは、病気がカラダに対応しているからだ。

治療が効果的なのは感染症と腫瘍だ。感染症は外部からの侵入者が体内で増殖する。腫瘍は自分の細胞が暴走した状態だ。外来生物や腫瘍にダメージを与えれば、カラダもダメージを受けることになる。でも病原菌や腫瘍に特徴的な部分を攻撃すればいいわけだ。細菌の細胞壁は細菌独自の構造だから、抗菌剤で阻害してもカラダのダメージは少ない。抗癌剤は腫瘍細胞にダメージを与えるが、毛根、白血球やリンパ球、腸粘膜など増殖の速い細胞も痛めつけられる。髪の毛が抜け、白血球やリンパ球が減少し免疫状態が低下し、下痢になる。治療は不利益になることもあるので、大切なことはさじ加減だ。

癌の一般的な治療

ここで122ページに掲載した、腫瘍の治療原則を再掲しよう。

①外科手術

手術で癌細胞を取り切る。癌細胞が完全に取り切れれば完治する。

234

② **化学療法** 抗癌剤は代謝回転が速く、成長の速い細胞に効く。正常でも代謝回転が速い皮膚、毛髪、白血球、腸上皮などにダメージがある。

③ **放射線療法** 放射線被曝が細胞分裂期の細胞にダメージを与える原理を治療に応用したものだ。化学療法同様、代謝回転が速い細胞にダメージを与える。

④ **アジュバント療法（補助療法）** ①～③の主療法に対し、補助的に作用を増強させる治療法。免疫療法、ホルモン療法などがある。

どの治療法も、ここで述べた治療の原則に適(かな)っていることがよくわかるだろう。

臓器移植

臓器の代替物はなかったから生存に不可欠な臓器の心臓は摘出できなかった。でも臓器にスペアがあれば、悪くなった臓器を摘出し、新しいものに換えることができる。それが移植だ。臓器提供側を供与者（ドナー）、受ける側を受容者（レシピエント）と呼ぶ。ドナーは生者と死者の場合がある。生体移植では骨髄移植と腎移植、生体肝移植も行なわれる。ドナーが死者の場合は、角膜、心臓など対象は増える。

移植には拒絶反応という問題がある。免疫システムは外部を認識し、自己と峻別し自己防御する。移植臓器片を他者と認識し、免疫系が攻撃してしまうわけだ。強い拒絶反応の原因になる抗原を主要組織適合抗原（MHC抗原）と呼ぶ。ヒトのクラスⅠ抗原にはHLA-A、B、Cの3種類がある。クラスⅡ抗原はHLA-D群だ。

HLAを一致させれば拒絶反応を防げる。一卵性双生児では拒絶反応は起こらない。兄弟間ならHLAが一致する可能性が高い。親子間の移植なら遺伝子の2分の1が一致し有効だ。1963年、アザチオプリンという免疫抑制剤が開発され、移植治療は飛躍的に発展した。

日本で心臓移植の話をするときは、1968年に札幌医大の和田寿郎氏が実施した日本初の心臓移植手術にも触れなければならないだろう。ドナーの溺死者への対応が不十分で、心臓弁の多弁障害と診断されたレシピエントが本当に心臓移植を必要としていたのかという疑惑も噴出した。刑事告訴されたが札幌地検は嫌疑不十分で不起訴とした。

日本の心臓移植は、このように不幸な始まり方をした。そして再び心臓移植が行なわれたのは1999年のことで、それから31年という月日を必要とした。和田心臓移植事件については、渡辺淳一が『白い宴』、吉村昭が『神々の沈黙』という小説を執筆している。

ES細胞の登場

臓器移植には問題も多い。ドナーが生者の場合、手術侵襲というダメージを与える。だが代替臓器はこの問題を解消するため、人工心臓などは実際に使用されている。

再生医療分野では臓器を作ろうと試みられている。もともとヒトのカラダは脳も肝臓も心臓も、ひとつの受精卵細胞から作られる。だから適切に分化誘導すれば、受精卵から心臓だって作れるはずだ。その試みがES細胞（胚性幹細胞）だ。胚盤細胞の内部細胞塊から採取されたものEmbryonic Stem cellの頭文字を取って名付けられた。

発生の初期レベルの細胞はすべて、何にでも分化できる万能細胞の性質を持つ。これは無限増殖し大変有用だが、受精卵を生命と考えると、他者の生命を奪って移植に用いるわけだから、倫理的な問題が出てくることになるわけだ。

クローン技術

ES細胞から臓器を作っても受容者と主要抗原は一致しないので拒絶反応が起こる。そのため、

236

第3章 病気と医療

体細胞の核をES細胞に移植するというアイディアが生まれた。こうすれば抗原が一致し拒絶反応は起こらない。この考え方をクローンと呼ぶ。クローンとは「挿し木」という意味で、同一遺伝子を持つ核酸、細胞、個体の集団を指し、核を細胞に移植して作製される。クローンには胚細胞核移植と体細胞核移植がある。

ES細胞もクローン技術も、生命倫理問題に抵触し、研究推進が抑制されてきた。

iPS細胞の登場

ここで登場したのがiPS細胞（induced pluripotent stem cell）だ。

2006年、日本の山中伸弥教授がマウスの細胞に四つの遺伝子を導入するとES細胞のように分化多能性を持つ細胞を作れると発表した。2007年、ヒト細胞でも同様の結果を発表し、2012年にノーベル医学・生理学賞を授与された。これでES細胞の倫理問題は解決したといえる。自分の細胞に遺伝子を導入するので、皮膚移植と変わらないからだ。

治療の進歩とその未来

治療法の進歩の他、補完的な治療法が進歩し多くの生命が救われるようになった。たとえば人工呼吸器の出現で昔なら亡くなったヒトが生存可能になった。だがこれに伴い脳死という新たな問題も提起された。脳死問題は移植医療が進歩したため出現した。従来の生命判定では呼吸が継続されるため死と診断できない個体を、脳死と判定し、臓器移植に用いようという考え方だ。

科学の進歩に伴い、医療を取り巻く社会的コンセンサスは日々変動していく。こうした不確定な時代を生き抜いていくためには、問題を本質的なこと、基本的なことに還元して理解しておく姿勢が重要になるだろう。

237

■ ヒトが死んだらどうなるか――このセカイの人たちはどういう理由で死んでいるのか

ヒトは必ず死ぬ。これは動かし難い真実だ。ということはこの本の最後で、死について語るのは当然だろう。でも僕は、死んだらその先の世界はないと思っているから、詳しく書いても仕方がない。なので死因統計の概略と死後の社会的仕組みについて述べるにとどめる。

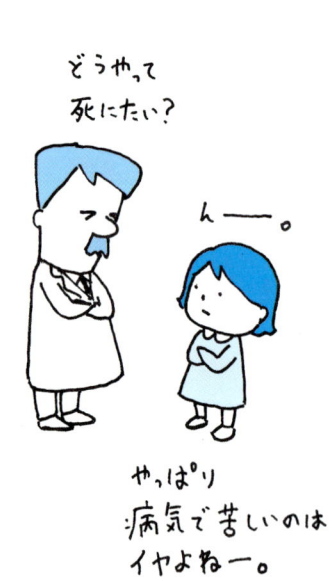

第3章　病気と医療

世界のヒトはこうして死んでいる

2004年のWHOの世界全死亡統計より
▼

悪性腫瘍	780万人
虚血性心疾患	700万人
脳血管障害	580万人
脳炎	410万人
周産期死亡（子）	320万人
閉塞性呼吸器疾患	300万人
下痢症	200万人
消化器疾患	200万人
AIDS	200万人
結核	170万人
交通事故	150万人
神経精神疾患	140万人
糖尿病	120万人
腎尿路疾患	100万人
マラリア	90万人
自殺	80万人

以上は概数である。『感染症学・改訂第四版』（診断と治療社）より概算

死因究明関連法案とAi
——知らぬ間に情報隠蔽されそうになった2012年危機

死亡時医学検索では検査が特殊な名称で呼ばれている。

視診　→　検視
画像診断　→　Ai（オートプシー・イメージング＝死亡時画像診断）
病理検査　→　解剖

「検視」は検察官の代行の警察官が実施するが、視診にあたる「検案」は医者が行なう。だが医学的な検査としては検案がメインになる。20世紀は「検視→検案→解剖」という流れだったが、21世紀には「検視→検案→Ai→解剖」となった。

社会制度として解剖は混乱している。医療分野で実施される医学解剖と、警察の捜査で実施される社会解剖が制度的に切り離されているせいだ。解剖制度は2012年以前は5種あった。

これを社会解剖と医学解剖という枠にまとめると、社会解剖は司法解剖、行政解剖、承諾解剖、医学解剖は病理解剖、系統解剖になる。

医学解剖である病理解剖は、死因や病態を確認するため病理医が行なう。系統解剖は医学の勉強のため、医学生が解剖実習で行なう。遺族は医学解剖を拒否でき、解剖結果は公開される。

社会解剖のうち司法解剖は事件を疑う遺体に裁判所命令で実施され、遺族に拒否権はない。行政解剖は監察医制度が設置される5都市（東京都23区、横浜市、名古屋市、大阪市、神戸市）だけで実施され、死因がわからず事件性の有無が不明な遺体に強制的に適用される。他の地域では

第3章　病気と医療

承諾解剖が相当するが、これには強制力がなく遺族承諾が必要になる。同じ種類の解剖なのに地域により仕組みが異なるのは、国家の仕組みとして大変おかしな話である。

法律的には監察医制度を5都市限定にする部分を解除すれば解決できるのだが、法医学者は国会議員に働きかけ2012年6月、六つめの解剖「法医解剖」を導入する法律を作らせた。だが司法解剖も法医解剖も、法的に死因情報が遺族に伝えられる仕組みになっておらず、大変おかしい。その上、厚生労働省と日本内科学会、外科学会、病理学会、法医学会の4学会上層部は医療関連死に関してのみ新しい解剖の枠を作ろうとしている。この診察関連死におけるモデル事業は、後に医療安全調査機構という得体の知れない組織に継続されているが、これは医療従事者が自分たちに都合の悪いことを隠すための制度を作ろうとしているようにしか見えない。

また法医学者の一部と警察官僚が推進した法律ではAiの情報も市民に公開されない仕組みにされかかった。だが危機一髪、一部の政治家と日本医師会が声を上げ、死因情報は遺族には公開すべきという付帯決議がつけられた。

死因は捜査情報ではない。犯人逮捕の前に被害者の死因が報道されることも多い。死因は漏らしていい情報だと捜査関係者が考えている証拠だ。ならばそうした情報を隠す理由は、捜査上存在しない。すると、実はいいかげんな検査の実態を隠すためではないかと勘繰りたくもなる。実際、司法解剖がいいかげんに行なわれた実例は少なからず存在し、それが積もり積もって冤罪になっていく。だから冤罪を防ぐためにも死因はきちんと公表する原則にすべきだ。

だから僕は、新しい検査法であるAiの情報は絶対に、遺族と社会に公開すべきだと考える。Aiを中心に死因究明制度を組み立て直せば、それが可能になるだろう。

病気の歴史――この本で紹介した医学の年表

- BC430、アテネのツキジデスは以前病気に罹った者が二度と罹らないことを記載した。
- AD1世紀、ケルススが炎症の四主徴「発赤、腫脹、灼熱、疼痛」を提唱する。
- AD2世紀、ローマのガレノスが、病気は黒胆汁が過剰になり生じると考えた。また、炎症の四主徴に機能不全を加え五徴とした。
- 1763年、米国先住民族が反乱を起こした時、米国軍が痘瘡を細菌兵器として使用した。
- 1796年、ジェンナーが種痘を確立し、ワクチンの基本を成立させた。
- 1816年、フランスの医師、ルネ・ラエネクが聴診器を発明した。
- 1817年、パーキンソン博士、パーキンソン病を報告
- 1832年、英国のホジキン博士がホジキン病を発見した。
- 1840年、ヘンレが感染症は病原菌による病気だと証明するため、三つの原則を提唱した。
- 1853年、ジョン・スノーが、伝染病は病原菌伝染によるという概念を打ち立てた。1853年、仏のデソルモが膀胱鏡を開発した。
- 1855年、米国の医師カーニマンが両耳にはめて聴取する双耳型聴診器を発明した。1865年、メンデル、エンドウ豆の表現型の実験結果を発表。
- 1868年、独のクスマウルが硬性鏡の胃鏡を開発した。
- 1876年、コッホが炭疽菌を炭疽症の原因菌と証明した。
- 1880年、フランスのラブランが患者の赤血球からマラリア原虫を発見した。
- 1881年、パスツールが炭疽菌に対して弱毒生ワクチンを作製した。
- 1883年、コッホがコレラ菌を発見した。

……

- 1950年、宇治達郎が軟性鏡の胃カメラをオリンパス光学と共同開発した。
- 1953年、ワトソンとクリックがDNA二重螺旋構造を提唱した。
- 1954年、超音波装置（エコー）が開発された。
- 1956年、ヴォルキン＆アストラチャンがDNAからタンパク質へ情報伝達する物質がRNAと証明した。
- 1957年、H2N2型アジア風邪のパンデミックが起こった。
- 1961年、ニーレンバーグ＆マテイが大腸菌を用いてポリウラシルからポリフェニルアラニンを合成し、遺伝子が蛋白合成に関与することを証明した。
- 川崎富作が川崎病を発見した。（1967年に発表）
- 1963年、アザチオプリンという免疫抑制剤が開発された。
- 1966年、遺伝暗号の解読が終了した。
- 1966年、千葉大ラチフス事件という冤罪医療事件が起きた。
- 1966年、池田茂人が軟性鏡の気管支鏡を開発した。
- 1967年、超音波装置（エコー）が現在の形式になった
- 1967年、西ドイツのマールブルグで、マールブルグ出血熱が発生した。
- 1968年、H3N2香港風邪のパンデミックが起こった。
- 1968年、札幌医大の和田寿郎教授が日本初の心臓移植手術を実施した。
- 1969年、西アフリカ・ナイジェリアの都市、ラッサでラッサ熱が発生した。
- 1969年、新谷弘実らが大腸内視鏡による大腸ポリープ切除術を実施した。
- 1969年、鈴木二郎ともやもや病を発見した。
- 1973年、ハンスフィールド（英）とコーマック（米）がCT断層撮像装置を開発。

第3章 病気と医療

- 1885年、ペルー人医学生・カリオンが、ペルー疣病の皮膚病変抽出物を実験で自分に打ち、オロヤ熱で死亡。
- 1889年、ベーリングと北里柴三郎が世界で初めて破傷風菌の培養に成功した。
- 1890年、ベーリングと北里柴三郎は世界初の破傷風毒素に対する抗毒素を開発した。1891年、クレールが心筋症の世界最初の解剖症例を報告。
- 1895年、レントゲンがX線を発見した。
- 1897年、独のグスタフ・キリアンが硬性鏡の気管支鏡を開発した。
- 1900年、コレンスがメンデルの論文を再発見し、メンデルの法則と命名した。
- 1902年、フリーベンがX線の発癌性を見いだした。
- 1903年、サットンが遺伝子が染色体上にあると提唱した。
- 1906年、林直助がツツガムシが野ねずみの耳に寄生することを発見した。
- 1908年、高安右人が高安病を報告した。
- 1910年、エールリッヒと秦佐八郎が梅毒の治療薬サルバルサンを共同開発した。
- 1911年、ラウスがニワトリ肉腫の抽出液を注射し、肉腫発生に成功。
- 1912年、九州大学の内科医・橋本策が橋本病についてドイツの学術誌にて発表した。
- 1915年、山極勝三郎、市川厚一が兎の耳にコールタールを塗って発癌させた。
- 1918年、H1N1型スペイン風邪のパンデミックが起こった。
- 1929年、フレミングが抗生物質のペニシリンを発見した。
- 1937年、ウガンダ西ナイルで西ナイル熱ウイルスが発熱患者から分離された。
- 1942年、結核特効薬ストレプトマイシンを発見したワクスマンが抗生物質を定義。
- 1944年、アベリーらはDNAが遺伝物質であることを発表した。

- 1973年、ローターバー（米）がMRI撮影の基礎的原理を樹立した。
- 1976年、急性白血病のFAB分類が制定された。（MDSの概念も同時に提唱される）
- 1976年、スーダンのヌザラで、エボラ出血熱が発生した。
- 1977年、フィラデルフィアで在郷軍人病が発生した。
- 1977年、ソ連型と名付けられたH1N1型のパンデミックが起こった。
- 1980年、5月8日、WHOは天然痘絶滅を宣言した。
- 1980年、DSMマニュアル第三版にPTSDが登場した。
- 1981年、AIDSが独立した症候群として認知された。
- 1983年、ウォレンとマーシャルがピロリ菌が胃潰瘍の原因菌であることを発見した。1984年、馬原文彦が徳島で日本紅斑症（リケッチア・ジャポニカ）を発見。
- 1985年、英国のジェフェリーズはDNA情報で個体識別ができることを発表した。
- 1986年、線源の動きに特徴があるヘリカルCTが開発された。
- 1990年、DNA鑑定の第二世代のシングルローカスVNTR法が開発された。
- 1995年、DNA鑑定の第三世代のマルチプレックスPCR法による短鎖DNA鑑定法が開発された。
- 1997年、高病原性トリインフルエンザが香港に出現。
- 1998年、検出器の配列に関する技術の4列マルチスライスCTが開発された。
- 2001年、9・11同時多発テロで、テロリストが炭疽菌を細菌兵器として使用。
- 2007年、日本の山中伸弥教授がヒト細胞でiPS細胞技術を樹立した。
- 2009年、H1N1パンデミックが起こった。

■ 医療小説について

ヤマイはヒトの感情を強く揺さぶるので、小説やドラマも多い。これまで医療小説という枠組みで語られることはあまりなかった。テレビドラマやコミックでは医療はドラマチックで主流なのに、どうして小説の世界ではそうならないのだろう。そう考えた時、それは枠組みがないからだと思い至った。

この本の最後で、医療小説について触れるのも、医療小説を読むことがヤマイの理解に役立つと思えるからだ。ヤマイは罹った本人には大ごとだけど、罹っていない者にはまったく関係ない。だからいくら病気の大変さを訴えても、わかってもらえない。けれども常にそうした病気に罹る可能性は誰にでもある。そして医療小説を読むと、主人公や登場人物に感情移入し、病気を自分のことのように感じられ、病気への理解、医療問題への関心が高まる。

僕が小説を書いたのは、小説を書くことが楽しかったからだ。だけど書き上げた小説が時として、そういう影響力を持つということを、作家デビューしてから知った。

医療小説の可能性に気づいた日本医師会の今村聡副会長が中心になり、2012年、新潮社との共催で日本医療小説大賞という文学賞が創設され、前年に刊行された医療小説のリストが新潮誌に毎年掲載されることになった。それによると日本では毎年、およそ50作前後の医療小説が新たに刊行されているようだ。意外に多くてびっくりした人も多いだろう。

これも病気と医療を取り巻く、世の中の大きな意識の変化だろう。これからはそういう文学の楽しみ方も視野に入れつつ、ヤマイについて学んでほしい。

第3章　病気と医療

■ 本書で取り上げた医療小説リスト

- ◎海堂尊『ジーン・ワルツ』『マドンナ・ヴェルデ』　妊娠
- ◎平山瑞穂『シュガーな俺』　糖尿病
- ◎清岡卓行『痛風と海』　痛風
- ◎荻原浩『明日の記憶』　アルツハイマー病
- ◎帚木蓬生『エンブリオ』　パーキンソン病
- ◎海堂尊『チーム・バチスタの栄光』『外科医 須磨久善』　心筋症
- ◎手塚治虫『ブラック・ジャック』　奇形腫
- ◎山崎豊子『白い巨塔』　胃癌
- ◎片山恭一『世界の中心で、愛をさけぶ』　白血病
- ◎有吉佐和子『華岡青洲の妻』　乳癌
- ◎山内令南『癌だましい』　食道癌
- ◎大島みち子・河野実『愛と死をみつめて』　軟骨肉腫
- ◎アーサー・ヘイリー『最後の診断』　骨肉腫
- ◎梶原一騎原作、川崎のぼる作画『巨人の星』　悪性黒色腫
- ◎プレストン『ホット・ゾーン』　エボラ出血熱

- ◎三木卓『震える舌』　破傷風
- ◎三島由紀夫『ラディゲの死』　チフス
- ◎石川啄木『赤痢』　赤痢
- ◎カミュ『ペスト』　◎ボッカッチォ『デカメロン』　ペスト
- ◎村上もとか『仁―JIN―』　コレラ
- ◎堀辰雄『風立ちぬ』　◎三浦綾子『塩狩峠』　結核
- ◎松本清張『砂の器』　◎北条民雄『いのちの初夜』　ハンセン病
- ◎川端勇男『小説マラリア』　◎有吉佐和子『女二人のニューギニア』　マラリア
- ◎甲賀花骨『青ギツネの島』　エキノコッカス
- ◎井上雄彦『リアル』　脊椎損傷
- ◎伊集院静『いねむり先生』　ナルコレプシー
- ◎渡辺淳一『白い宴』　◎吉村昭『神々の沈黙』　心臓移植
- ◎東野圭吾『プラチナデータ』　◎海堂尊『玉村警部補の災難』　DNA鑑定

おわりに――この本を書いたホントのワケ

この本を書いた本当の理由、それは世界平和のためだ。なんてて。この本は、手にした人が幸せになれるように、という気持ちで書いた。この本を読まない人が不幸になりますように、なんて願うほど狭い根性の持ち主でもない。でも、この本を知らない人は、知っている人よりも、ほんの少し不幸せになってしまう可能性が高い、と言っても差し支えはないと思う。

病気はいつも僕たちのとなりにうずくまり、僕たちの隙を狙っている。でも、恐れることはない。知識で武装していれば、連中もそうやすやすとは襲ってこられないのだから。

2010年、僕はいろいろな理由で病理医を辞めた。その時、医者を辞めたことになる。医者は医療者で、医療とは医学を以て患者を治療する人。病理医は診断を担うことで患者の治療に関わるから、それまでは医者だったわけだ。

僕は今、医者をやめてもこうして医学の本を書いている。なぜなら僕は医学者でもあるからだ。医者には医療者と医学者という二つの顔がある。かつて医学者として『トリセツ・カラダ』という一般書を書いた。それは誰も読んだことがない解剖学の本を作りたくて作った本だ。

今回の『トリセツ・ヤマイ』は、誰も読んだことがない病理学の本を書いた。初めは教科書を下敷きにしたけれど、途中からどんどん変わってしまい、最後には見たこともないような本になった。病気の情報については教科書を数冊、参考にした以上、この本で目新しいのは料理の仕方だ。こうすればぺろりとたいらげられ、すぐに血となり肉となるような本になったのではないか、と思っている。

第3章　病気と医療

この本で再認識したのは、「ヒトは病気になって健康のありがたさに気づく」ということだ。これを医学用語に翻訳すると「病気という異常状態を学ぶことで、正常のシステムを理解する」ということになる。僕たちが胃のことを考えるのは、たいていは胃の具合がおかしくなったからであって、もしも胃の調子が絶好調なら、僕たちは絶対に胃のことなんて考えないだろう。病気には素晴らしい面もある。健康であること、正常であることを認識し、そのありがたさを実感できるのだから。こうした考え方が「一病息災」という言葉へとつながっていくわけだ。病気になる、ということは決して悪いことばかりではない。

まして、大切な注意をひとつ。この本は立ち読みしたり図書館で借りたりしてはいけない。一家に一冊、『トリセツ・カラダ』と並べて本棚に常備本として置いておかないと、役に立たないからだ。薬も、いざという時に自分の手元になければ何にもならない。それと同じことだ。

学問は人道的なものではない。人を傷つけることもたくさんある。物理学を考えてみよう。物理学の到達点、原子核融合の原理はすごいが、米国人はその原理を用いて原爆・水爆を作りたくさんヒトを殺した。物理学に罪はない。

これは学問をそんな風に使った人間の大罪だ。医療は人のいのちを救うためのものなのに、医療を支える医学には人を殺すための知識が隠されている。薬理学には致死量という言葉がある。薬をこれくらい飲むと死ぬという情報だ。それはそのくらいの量の薬を飲んで死んだ人がいる、ということだ。でも、それは不思議なことではない。

学問とはジャックナイフだ。

俎板の上の魚に使えば料理包丁となり、素晴らしい料理を提供できる。

だが人に向ければ、殺人の道具になる。

人がナイフを使う点は同じなのに、結果は正反対になる。そのことを僕の小説『螺鈿迷宮』の登場人物である桜宮巌雄という偉い先生は、ひと言でずばりといった。

「医学はクソッタレの学問だ」ってね。

そうした危険を避けるには、こころを用いるしかない。医療とは、こころを用いて医学を使うことだ。そんな医療を支えるには、医療への感謝の気持ちが必要だ。

医療が、社会という土壌に咲く大輪の花なら、その花を育てるのは人々の感謝というひかりだ。ひかりがなければ、花はしおれてしまう。

また、医療に対して社会は投資しなければならない。

なぜなら医療は人を治すことで対価を受け取ることができるけれど、医学はそうではないからだ。学問というものはすべからく、対価が生じないものだ。

でも医学が進歩すれば人類が豊かになるから、めぐりめぐって人類の利益になる。だから医学に対しては人類全体で費用を負担すべきだ。

医学が進歩すれば、世の中の幸せが増えるのだから。

人生は自由だ。でも多くの人は自由に振る舞えない。

無知なまま、無防備に世界を歩いているからだ。

たとえば落とし穴に落ちたら、もう自由には歩けなくなってしまう。

人生の落とし穴はたくさんあって、そのひとつがヤマイ、つまり病気であることは間違いない。

ではどうすればいいのだろう。

答えは簡単だ。

落とし穴の場所を知り、そこに近づかないようにすればいい。

もちろん、気をつけていても落ちてしまうことだってあるだろう。

でも事前に落とし穴の存在を知っていれば、落ちなくて済む可能性は高くなる。

これから君たちは、いつかは社会というジャングルに足を踏み入れる時がくる。その時、この本はみんなのよき相棒になるだろう。ひょっとしたら、『トリセツ・ヤマイ』の知識の有無が勝敗の分かれ目になるかもしれない。

油断せず、知で武装せよ。

イノセント・ゲリラにとって、知識は最強の武器なのだから。

参考文献

いい本だけど、専門書で一般向けではないもの

◇新臨床内科学 第9版 （医学書院）
◇メルクマニュアル 第18版 （日経BP社）
◇新病理学総論 （南山堂）
◇新病理学各論 （南山堂）
◇スネル臨床発生学 改訂第四版 （メディカル・サイエンス・インターナショナル）
◇感染症学 （診断と治療社）
◇メンタルヘルス事典 （同朋社・角川書店）
◇ほんとうの診断学 （新潮選書）

一般向けのわかりやすい本

◇新版 病気の地図帳 （講談社）
◇インフルエンザパンデミック （講談社ブルーバックス）
◇トリセツ・カラダ （宝島社）

（一般向けもそうでない本も、最後は自分の本で恐縮だけど……）

第3章　病気と医療

昔も今も、
大切な人の病気を治せなくて
くやしい思いをした人って
いっぱいいるんですよね。

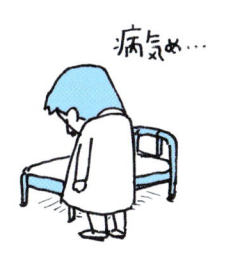

病気め…

医学とは、世界中の人々の「くやしい思い」で
進歩してきた学問でもある訳です。

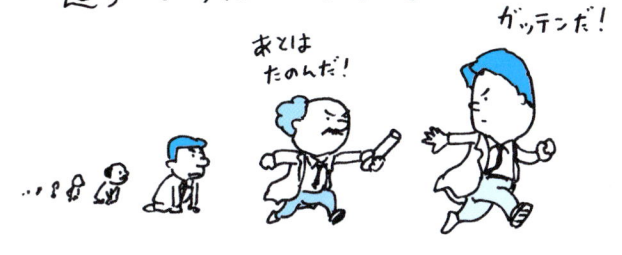

あとは
たのんだ！

ガッテンだ！

病気のしくみと歴史を知ると、
「健康」と「昔の人たち」に
感謝したくなりますね。

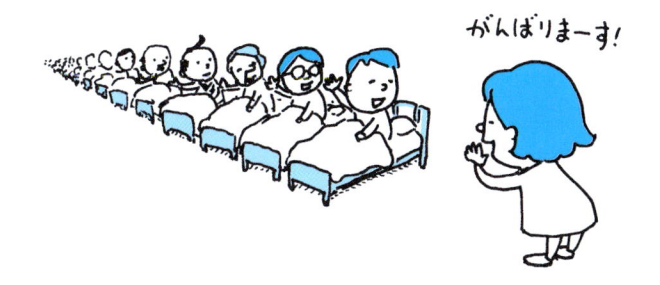

がんばりまーす！

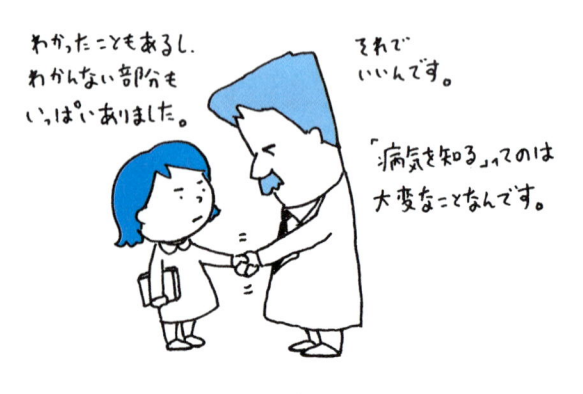

わかったこともあるし、
わかんない部分も
いっぱいありました。

それで
いいんです。

「病気を知る」ってのは
大変なことなんです。

お疲れさまでした!!

ほんとうの最後の最後に。
御礼のことばと弱気のいいわけ。

執筆にあたり千葉大学大学院医学研究院細胞治療内科学、医学部附属病院糖尿病・代謝・内分泌内科の横手幸太郎先生、千葉大学医学部付属病院血液内科の中世古知昭先生、国立病院機構千葉東病院の猪狩英俊先生、大阪大学大学院医学系研究科法医学教室の飯野守男先生に専門分野について貴重なアドバイスを頂戴した。

ヨシタケシンスケさんにはいつものように毒消し中和トキソイド役をお願いした。今回はそれほど大変ではなかったはずだ（ただし、当社比）という自信があるのですが、いかがだったでしょうか？というヨシタケさんへの私信はやっぱり最後に撤回しました。

情報の正確さには万全を期したつもりだが、なにぶん範囲が広いため、正しくないこと、最先端の知識ではないものも書いてしまったかもしれない。そんな時は自分で勉強して、訂正してください。そうすれば世界でたった一冊の、あなただけの病気の本になるでしょう。この本は病気を学ぶためのきっかけですので、どうかご寛恕のほどを。

最後に一番大切な忠告を。

この本を読んだからといって、自分や家族の病気がわかった気になってはいけない。参考書だ。実戦ではプロフェッショナルのアドバイスを必ず聞くべきだ。その闘いで君たちが守るべきものは他でもない、君たち自身の大切なカラダなのだから。

では、諸君の健闘を祈る。

2013年2月

海堂 尊（かいどう・たける）

1961年千葉県生まれ。医学博士。外科医、病理医を経て2009年より独立行政法人・放射線医学総合研究所・重粒子医科学センター・Ai情報研究推進室室長。第4回『このミステリーがすごい！』大賞受賞作『チーム・バチスタの栄光』（宝島社）にて2006年デビュー。『ナイチンゲールの沈黙』『ジェネラル・ルージュの伝説』『イノセント・ゲリラの祝祭』『アリアドネの弾丸』『ケルベロスの肖像』『トリセツ・カラダ』（以上、宝島社）など著書多数。『死因不明社会』（講談社ブルーバックス）で、第3回科学ジャーナリスト賞受賞。

ヨシタケシンスケ

1973年神奈川県茅ヶ崎市生まれ。筑波大学大学院芸術研究科総合造形コース修了。生活を絶妙に切り取るスケッチの名手として注目を集める。著書に『しかもフタが無い』（PARCO出版）、『そのうちプラン』（遊タイム出版）、『せまいぞドキドキ』『結局できずじまい』（以上、講談社）、『りんごかもしれない』（ブロンズ新社）など。現在、「週刊文春」などでイラストを連載。
http://www.osoraku.com/

トリセツ・ヤマイ
ヤマイ世界を俯瞰する

2013年6月6日　第1刷発行

著者：海堂尊
絵：ヨシタケシンスケ
発行人：蓮見清一
発行所：株式会社宝島社
〒102-8388　東京都千代田区一番町25番地
　　　　　　電話：営業03-3234-4621／編集03-3239-0599
　　　　　　http://tkj.jp
　　　　　　振替　00170-1-170829（株）宝島社

印刷・製本　図書印刷株式会社

乱丁・落丁本はお取り替えいたします。
本書の無断転載・複製を禁じます。

©Takeru Kaidou 2013　©Shinsuke Yoshitake 2013
Printed in Japan
ISBN978-4-8002-1119-4

「チーム・バチスタ」シリーズの生みの親、**海堂 尊**(かいどう たける)が教える

カラダのヒミツ!

カラダの中身、どうなっているかわかりますか?

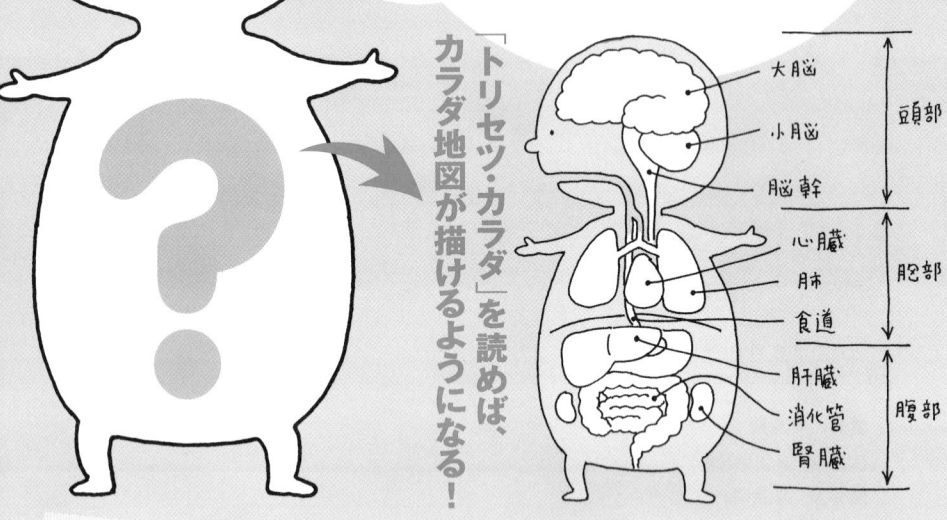

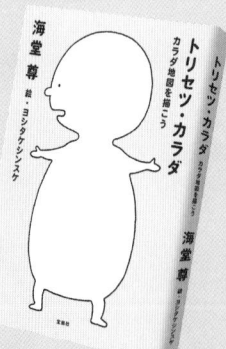

「トリセツ・カラダ」を読めば、カラダ地図が描けるようになる!

- 大脳 ┐
- 小脳 ├ 頭部
- 脳幹 ┘
- 心臓 ┐
- 肺   ├ 胸部
- 食道 ┘
- 肝臓 ┐
- 消化管├ 腹部
- 腎臓 ┘

肺と心臓の位置、肝臓の大きさ、すい臓のかたち、腎臓の数……。
意外と知らないカラダのヒミツを、医師で作家の海堂尊が教えます!

トリセツ・カラダ
カラダ地図を描こう　**海堂 尊**
絵・ヨシタケシンスケ

定価 |本体952円|+税

宝島社　お求めは書店、インターネットで。　宝島社 [検索]　**好評発売中!**